Holger Reiners

Psychotherapeuten im Visier

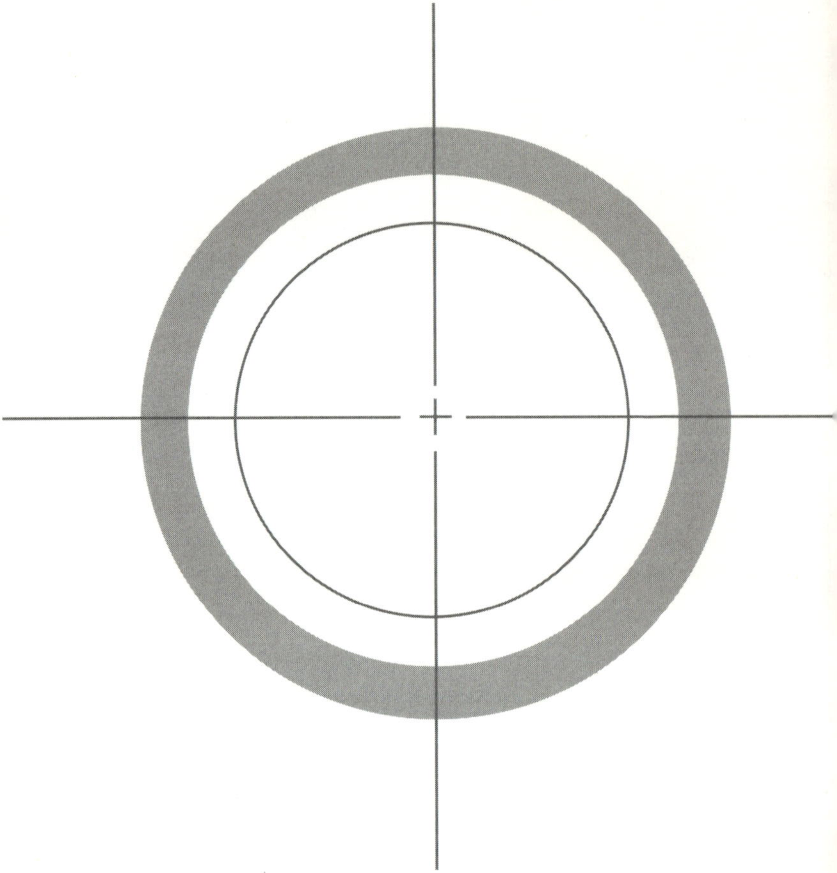

Holger Reiners

Psychotherapeuten im Visier

Diederichs

MIX
Papier aus verantwortungsvollen Quellen
FSC® C014496

Verlagsgruppe Random House FSC-DEU-0100
Das für dieses Buch verwendete FSC®-zertifizierte Papier
Classic 95 liefert Stora Enso, Finnland.

Umschlaggestaltung: Weiss |Werkstatt | München
unter Verwendung eines Motivs © shutterstock
Druck und Bindung: GGP Media GmbH, Pößneck
Printed in Germany
ISBN 978-3-424-35060-9

Weitere Informationen zu diesem Buch und unserem gesamten
lieferbaren Programm finden Sie unter:
www.diederichs-verlag.de

Primo Levi in höchster Verehrung zugedacht –
in großer Bescheidenheit.

Die Angst konfrontiert uns mit dem Möglich-sein.
Martin Heidegger

Der Satz Max Friedländers: »Jede Selbsttötung erfolgt verfrüht«, ist in der Prägnanz eine Mahnung an den Patienten und den Therapeuten, ja, er ist Ausdruck der Sehnsucht auf das Leben. Wenn ich dieser Mahnung hier eine Stimme aus eigener Erfahrung geben darf: Ja, schon der erste Gedanke an den selbst abgeforderten Tod ist nicht nur verfrüht, er bedarf der Gegenwehr, der liebevollen Sehnsuchtskorrektur, er bedarf der Gegenargumente und der lebensrettenden Umarmung stets zur rechten Zeit. So lange, ja, so lange, bis diese als Signal zur gewollten Rückkehr ins Leben dankend erwidert werden.

Inhalt

Vorwort: Zur Erklärung

Jemanden ins Visier zu nehmen, heißt nicht, auch gleich auf ihn schießen zu wollen. Ich will auf niemanden schießen, nur zielen. Was ich ins Visier nehme, sind nicht die vielen fachlich und menschlich engagierten Therapeuten mit guter Ausbildung, Kenntnissen und Empathie. Es sind die noch immer existierenden Missstände, denen zahlreiche kranke Menschen, die unter Depressionen leiden – nur hier maße ich mir ein Urteil an –, jeden Tag in der Konfrontation mit Psychotherapeuten ausgesetzt sind. Es geht mir nicht darum, auf spezielle Personen zu zielen, um ihnen zu schaden, aber mir liegt sehr daran, Dinge anzusprechen und aufzudecken, die im Rahmen einer therapeutischen Behandlung wenig hilfreich sind: sachlich, emotional und personell. Ich ziele auch auf all die Voreingenommenen und Unbelehrbaren, die meinen, Psychotherapie sei nur etwas für Verwöhnte, die allein ihr Leben nicht in den Griff bekommen oder ihre Ich-Stärke optimieren wollen. Und ich nehme auch die ins Visier, die psychotherapeutische Verfahren, wie die Analyse oder die Gestalttherapie, als Wellnessprogramm für die eigene Seele verstehen. Dagegen wäre prinzipiell nichts auszusetzen, wenn derjenige für eine solche Gemütsmassage auch selbst bezahlt. Das ist aber häufig nicht der Fall und bei der chronischen Unterversorgung von Patienten, die wirklich ärztlich-psychiatrische Hilfe benötigen, eine Form von Egoismus, auf die der Blick auch einmal gezielt gerichtet gehört. Es geht nicht um Selbstfindungsprogramme für verwöhnte Sinnsuchende, sondern um therapeutisch hilfreiche Methoden, die gezielt und mit zeitlichem Limit eingesetzt werden, um möglichst schnell einen Weg aus der Depression herauszufinden.

Ob arm oder reich, in der spezifischen Situation einer behandlungsbedürftigen Krankheit sind alle gleich – das hoffen wir jedenfalls. Die von den gesundheitspolitischen Rahmenbedingungen in Kraft gesetzte Realität sieht anders aus. Wer privat versichert oder Selbstzahler ist, wird bei einem identischen Krankheitsbild – also beispielsweise bei einer Depression – sehr viel schneller ärztliche Hilfe in Anspruch nehmen können als der Kassenpatient. Es geht nicht um die Situation im Wartezimmer einer Praxis – Kunststoff oder Leder –, wo die Privatpatienten schneller und terminlich meist verlässlicher behandelt werden, es muss in der Depression zuerst einmal um eine zeitnahe, zügige Behandlung für alle gehen – jedes Zuwarten kann lebensgefährlich sein. Hier sind gesetzlich Versicherte Kranke zweiter Klasse, die, ganz auf sich allein gestellt, unerträglich lange Wartezeiten bis zum ersten therapeutischen Gespräch hinnehmen müssen. Von diesen, mit dem Auftreten der vollkommen unerwarteten depressiven Symptome verstörten Menschen kann niemand erwarten, dass sie sich stattdessen als Erstes und sofort und ganz rational in einer psychiatrischen Notfallambulanz melden oder versuchen, sich als Selbstzahler um therapeutische Unterstützung zu bemühen. Depression bedeutet ja gerade nachlassende Kräfte, nachlassende Rationalität und ein tägliches Mehr an versiegender Hoffnung. Der russische Philosoph Lew I. Schestow (1866–1938) sagt: »Der einzige wahre Ausweg liegt genau dort, wo es nach menschlichem Ermessen keinen Ausweg gibt.« Ich könnte diesen Satz auch so interpretieren: Der einzige Ausweg aus der Suizidalität für den verzweifelt depressiven Menschen liegt in der – zugegeben irrationalen – Hingabe an die schützenden Hände eines Therapeuten.

An der völlig unzureichenden Versorgungslage depressiver Patienten sind die Psychiater und Psychologen nicht unschuldig. Aufgrund ihrer dürftigen Forschungsergebnisse und der Weigerung, einzelne Therapieverfahren von unabhängiger Seite auch einmal in großen Versuchsreihen evaluieren zu lassen, hat die Psychiatrie und im Gefolge die Psychologie im Gesamtspektrum der Medizin – ich spreche bewusst nicht von Wissenschaft – keine besondere Bedeutung. Es ist bezeichnend, dass bisher nur ein einziger Nobelpreis für Medizin an einen Psychiater verliehen wurde, 1927 an Julius Wagner-Jauregg. Allerdings für einen Bereich in der Medizin – die Behandlung von Menschen, die unter progressiver Paralyse als Folge der Syphilis litten – dem Entzündungsgeschehen einer Infektionskrankheit. Es war also kein typisches psychiatrisches Krankheitsbild, für das er den Nobelpreis erhielt. Das muss stutzig machen. Es gibt für den so wichtigen Bereich der psychiatrischen Erkrankungen, von denen die Depression den mit Abstand größten Raum einnimmt und längst den Status einer Volkskrankheit innehat, bisher keine vergleichbare Auszeichnung für Forschungsergebnisse oder besonders wirksame Behandlungsverfahren der Depression, die auch nur annähernd den Rang eines Nobelpreises haben.

Dass allerdings die »Arbeitsgemeinschaft Psychiatrie-Erfahrener« einen ehemaligen Postboten und Hochstapler für den Nobelpreis mit der Begründung vorgeschlagen hat, er kenne den Machtapparat der Zwangspsychiatrie von innen, kann man sowohl als zynisch-humoristischen Kommentar zur Situation der Psychiatrie insgesamt verstehen, aber auch als Appell, der in diesem Vorschlag den Finger in die ganz offensichtliche Wunde des Fachgebietes Psychiatrie legt. Eine solche Anregung sollte man in Fachkreisen durchaus wahrnehmen und diskutieren und nicht gleich als bösen Angriff rachsüchtiger Patienten abtun. Die Wahrheit liegt ja nicht nur in den heilenden Händen der Fachleute gestern und heute, sondern vielleicht auch in einem solchen Vorschlag der Vereinigung »Psychiatrie-Erfahrener«, bei denen es sehr ernst zu nehmende Menschen gibt, die seit 1933 furchtbar an äußerst suspekten psychiatrischen Behandlungsmethoden gelitten haben, während die Täter, also Psychiater, nach dem Krieg gleich wieder Karriere machten. Ich nenne stellvertretend Dorothea Buck, die die Schrecken ihrer Behandlung überlebt hat, nicht aber vergessen und die Erlebnisse überwinden kann – schon gar nicht mit einer Psychotherapie! Sie ist heute 93 Jahre alt. Ihre Arbeit als Künstlerin hat sie in dem Moment aufgegeben, als sie nach dem Krieg noch einmal durch die Presse mit dem ihr angetanen Leid konfrontiert wurde. Zitat: »… die psychiatrischen Mörder haben weiterleben und -arbeiten können«, sie aber konnte nicht mehr als Künstlerin arbeiten. »Wo es an der einfachsten Menschlichkeit fehlt, kann ich keine Kunst mehr machen.«

Mein Appell an die Psychotherapeuten ist: Nehmt die Beobachtungen, Aussagen und vor allem die Innensicht von Menschen mit psychischen Krankheiten, die sich euch anvertraut haben, ernst, sehr ernst – im Stadium der Krankheit selbst und ebenso die Erfahrungen der Genesenen. Wirklich verstehen kann eine Depression nur, wer sie auch selbst erlebt hat. An diesem hautnahen Wissen fehlt es naturgemäß den meisten Psychiatern und Psychologen.

Ich selbst musste nur zu oft erfahren, dass eine Laienmeinung, auch wenn sie sich auf 20 Jahre Depressionserfahrung stützen kann, von den vermeintlichen Fachleuten als lästig und unbequem empfunden wird. Warum diese ostentative Verschlossenheit, was gibt es zu verbergen, warum findet kein offener Dialog statt oder zumindest: zu wenig? Die Philosophen sind da sehr viel weiter, was Transparenz und interessiertes Engagement angeht. In einer öffentlichen Sitzung des deutschen Ethikrates, die sich mit dem ebenso bedrückenden wie wichtigen Thema der Demenz beschäftigte, konnten sich Demenzkranke verschiedener Stadien als eingeladene Gäste mit den philosophischen Kapazitäten austauschen, um das Phänomen Demenz auch aus Betroffenensicht zu illustrieren und vor allem zu erhellen. Es waren für mich als Zuhörer sehr anstrengende Gespräche, aber die Idee eines solchen Austausches wurde von allen als großer Gewinn betrachtet, denn Demenz ist nicht vorstellbar. Einen vergleichbaren konstruktiven Blick über den eigenen fachlichen Tellerrand wünschte ich mir auch öfter für Psychiater und Psychologen. Zu oft wollen sie sich nicht wirklich in die Karten schauen lassen. Was nur haben sie zu verbergen, frage ich noch einmal, das Eingeständnis weitgehender Hilflosigkeit im Angesicht der Depression? Komplizierteste Operationen werden bei Kongressen von Chirurgen mit Hunderten von Teilnehmern heute live in die ganze Welt übertragen, die »ganze Welt«, also nicht nur für die engsten Kollegen, sondern auch Assistenzärzte und das qualifizierte Pflegepersonal können diese ärztliche Könnerschaft am Großbildschirm miterleben und Erfahrungen und Praktiken übernehmen – ein vor zehn Jahren technisch noch unvorstellbarer Vorgang. Und was ist mit der Könnerschaft der psychiatrischen Profession? Sie versteckt sich hinter dem Argument, dass doch jedes kranke Individuum anders und eben gerade nicht normierbar und nicht standardisierbar sei, wenn es um die Behandlung seelischer Leiden wie der Depression geht.

Ich bezweifle das. Es ist die Frage des psychotherapeutischen Ethos, das gleichsam in den eigenen Konventionen gefesselt ist. Es gibt keine wirklich ernst zu nehmende psychotherapeutische Avantgarde, es gibt keine neue Generation von Tabubrechern. Aber genau darauf warten die unter Depressionen leidenden Patienten schon so lange. Sie wünschen sich keinen therapeutischen Messias, sie wünschen sich zu Recht Klarheit und Perspektiven – sie wünschen sich Zuversicht, Kompetenz und die Nachricht über engagierte Forschungsvorhaben zur Depression mit großzügiger Mittelausstattung ohne ideologische Scheuklappen, ohne das borniert Verhaftete in therapeutischen Schulen, die teilweise fast Sektencharakter angenommen haben. Die Menschen sehnen sich nach der emotionalen und habituellen Botschaft, sicher und gut aufgehoben zu sein, ohne jede Irritation in diesem für den Kranken so sensiblen Umfeld. Wer die unzähligen Ärzte-Fernsehserien gesehen hat, kann sich im eigenen Krankheitsfall ein Bild von all dem machen, was ihn ihm Krankenhaus erwartet. Nicht immer ist der Alltag dann so glamourös wie im Fernsehen dargestellt, aber die Assoziation Krankenhaus – das ist den Regisseuren und Marketingberatern gelungen – hat etwas irgendwie Vertrautes, strahlt Kompetenz, Schnelligkeit und auch Empathie aus. Immer wenn jemand aus dem Fach Psychiatrie oder Psychologie in einer solchen Sendung auftritt, soll er, soll sie die Karikatur des Berufsstandes abgeben. Ausnahmen sind selten. Dass die Psychotherapeuten die höchste Dichte an Karikaturen besonders in den eher intellektuell ausgerichteten Medien aufweisen, scheint auch seit vielen Jahren die Zunft nicht zur Einsicht zu bewegen. Nur: Wer zu spät kommt, den bestraft irgendwann eine ganz neue, eine ganz andere Generation von Patienten und hoffentlich auch von jungen, klischeefrei denkenden und handelnden Therapeuten – ohne alle Fesseln therapeutischer Konventionen und Marotten. Es wäre ein Befreiungsschlag!

Von 1908 bis 1915 arbeitete Karl Jaspers als Arzt und Psychiater an der Universitätsklinik in Heidelberg, ehe er sich – mit biografisch sehr viel größerem Erfolg – der Philosophie zuwandte. Bis zu seinem Tod 1969 lehrte er in Basel und gilt als Hauptvertreter der Existenzphilosophie.

Als junger Psychiater hat Karl Jaspers einmal in kleiner Runde vor ärztlichen Kollegen gesagt: »Die Psychiater müssen denken lernen!« Diese Äußerung war im Ansatz eigentlich wohlmeinend, weil Jaspers erkannt hatte, wie unübersichtlich das Agieren der Psychiater zu seiner Zeit war – heute würde man sagen, das geschilderte Bild der Psychiatrie war schlicht chaotisch. Jaspers wollte nur methodisch ganz konkret und konstruktiv ordnend wirken. Der Kommentar eines Psychiaterkollegen zu dieser Bemerkung in der Gesprächsrunde soll gewesen sein: »Man muss den Jaspers verprügeln.«

Auch wenn dieser Einwurf vielleicht nicht ganz ernst gemeint war, so wirft er doch einen Blick auf die therapeutische Szene, in der sich bis heute trotz wesentlicher Entwicklungsschritte nichts wirklich verändert hat. Dass es nie wieder einen Nobelpreisträger in der Fachrichtung Psychiatrie gegeben hat, ist zwar kein Indiz für wissenschaftlichen Stillstand, aber lässt doch zumindest die Frage zu, woran es wohl liegen mag, dass sich seit der Einschätzung von Karl Jaspers bis heute – also nach etwa 100 Jahren – so sehr viel am Zustand der Psychiatrie nicht geändert hat? Mindestens 500 nicht wirklich evaluierte Therapieverfahren, kaum Forschungserfolge, viele Versprechungen, aber wenige Ergebnisse und häufiges therapeutisches Handeln, das ich nur als intellektuell-skurrile Antiquität bezeichnen kann.

Wer in diesen Tagen mit einer Blinddarmentzündung ins Krankenhaus eingeliefert wird, einem notwendigen Bypass entgegensieht oder wegen einer geplanten Krebsoperation, kann erwarten, über einen abschätzbaren Zeitrahmen der Behandlung informiert zu werden. Das ist im Falle der Behandlung einer Depression noch immer nicht der Fall – und die Gründe liegen auf der Hand.

Wer als chirurgischer Patient in einer Tumorkonferenz über die notwendigen Behandlungsschritte eingeschätzt, begutachtet und gleichsam von allen medizinischen Seiten betrachtet wird, ehe es dann im Konsens zur endgültigen Behandlungsstrategie kommt, erfährt die geballte Kompetenz der anwesenden Ärzte. Ein Dutzend Augen oder mehr sehen nun einmal mehr als zwei und der Beitrag von multipler gestandener klinischer Erfahrung schränkt das Risiko, dass einzelne Aspekte der Erkrankung übersehen werden, erheblich zum Vorteil des Patienten ein.

Ein vergleichbares kollegiales Kontrollorgan bildet der Facharzt für den Hausarzt. Bei den niedergelassenen Psychiatern und Psychologen ist ein solcher fachlicher Austausch im Sinne des Patienten die absolute Ausnahme und findet, wenn überhaupt, nur in der Klinik statt.

Ob mich die Kritiker und Anfeinder aus den beiden Fachgebieten eines Tages verprügeln wollen, muss ich abwarten – verbal haben sie es längst getan. Aber da bin ich glücklicherweise schmerzunempfindlich. Die äußerst verletzende Diktion dieser Angriffe, die ich auch als seelische Verletzung einschätzen könnte, habe ich bei den Fachleuten, die sich mit der Fragilität der Seele beschäftigen, allerdings nicht erwartet. Dass sowohl Psychiater und Psychologen die Thesen, die ich in meinen Büchern über Depression dargelegt habe, stets mit Argwohn betrachtet haben, weiß ich, und ich bin tolerant genug, andere Meinungen zu akzeptieren – nicht allerdings verstaubte Ideologien, die allein der Selbstverteidigung dienen.

Psychiater und Psychologen sind in ihrer gesellschaftlich betonierten Existenz aufgrund der Knappheit des Angebots in einer nahezu unangefochtenen Situation – in der einzelnen Praxis ebenso wie in der erfolgreichen Lobbyarbeit der politisch relevanten Gremien. Dort wird auch weiterhin wider bessere Erkenntnis das Kohleschaufeln als Energieversorgung einer tonnenschweren Lokomotive der therapeutischen Nostalgie eingesetzt.

Psychotherapeuten im Visier – das ist ein zweideutiger Titel. Den einen habe ich versucht, gedanklich auszufüllen. Die andere Bedeutung des Begriffes »Visier« ist mir ebenso wichtig, bedarf aber keiner ebenso langen Erklärung. Das Visier war im Mittelalter der Kopf- und Gesichtsschutz des kämpfenden Ritters. Je prachtvoller das Visier, je eindrucksvoller in Form und Farbe der Helm, desto Furcht einflößender für den Gegner, desto effektvoller die Wirkung.

Ich erlaube mir die Vorstellung, dass es für alle seelisch kranken Menschen eine Befreiung wäre, wenn die Therapeuten endlich ihr habituelles Visier ablegen würden. Warum verstecken sie sich hinter der metallischen Maske der emotionalen Undurchsichtigkeit? Wer schützt hier eigentlich wen? Therapeuten im Visier?

Es gibt so viele Erwartungen, so viel ungestillte Hoffnung, dass nicht nur das Ins-Visier-Nehmen der Psychotherapeuten zu einem Umdenken führen möge – sondern auch die Bitte, das Visier aufseiten der Therapeuten abzulegen, zu einer Neubesinnung führen möge: Schaut euch ins Gesicht, lasst die Maske des Visiers fallen, nehmt den Kritikern das Pulver, euch nur allzu genüsslich zu treffen.

Das große Leiden der seelisch kranken Menschen erwartet Respekt und die beste aller Welten an begleitender seelischer Entlastung. Ob dann am Ende die Zeit oder die Psychotherapie zu einem Erfolg geführt haben – ist das noch wirklich wichtig?

Von Schweinen lernen heißt leben lernen

Ich mag Schweine. Nicht nur, weil wir Ihnen Unrecht tun und ihren Namen immer dann gebrauchen, wenn wir einen schlechten Menschen kurz, knapp und eindeutig charakterisieren wollen: Der ist ein Schwein! Damit tun wir den Schweinen keinen Gefallen und mit den Bezichtigten gehen wir viel zu milde um. Wie sehr wünschte ich mir, dass der oder die eine, der oder die als Schwein bezeichnet wurde, sehr viel eindeutiger als Ungeheuer, als Sadist, als gefährlich, unmoralisch oder einfach nur als widerlich beschimpft wird – aber nicht als Ferkel oder Schwein! Die deutsche Sprache wird stets als klar, komplex und nuancenreich beschrieben, aber wenn es um die Charakterisierung eines bösen Menschen geht, sind wir sehr nachlässig – und das seit Generationen, nicht erst jetzt, da Sprache oft nur noch in plakativen Kürzeln und Fäkalbeilagen verwendet wird. Die Steigerungsform ist sprachlich »dummes Schwein«. Das ist nun wirklich gänzlich unpräzise und soll nur ablenken. Wenn wir jemanden als dummes Schwein bezeichnen, sprechen wir ihn gleichsam frei oder gar schuldunfähig. Mit den Dummen sollten wir eigentlich Mitleid haben, sie können häufig wirklich nichts für ihr reduziertes Dasein. Wir verunglimpfen also gleichsam sowohl den beklagenswerten Dummen, der eigentlich unserer Fürsorge bedarf, als auch das Schwein, das wir in seiner Art als Tier geradezu niederträchtig missbrauchen. Kurz: Das Schwein ist weder dumm noch »Schwein«, es gibt auch keine blöden Ferkel. Schweine und Ferkel sind, im Gegenteil, hochinteressante Individuen. Warum lieben Kinder kleine Ferkel so sehr und warum auch das ausgewachsene Schwein? Weil das Verhalten, die Körpersprache und auch die Hautfarbe so sehr kleinen Kindern ähneln, ihr hilflos-schüchterner Blick gleicht dem eines Dreijährigen. Ihre ungelenken und etwas tapsigen Bewegungen, die so unnachahmlich ganz direkt unser Gemüt ansprechen wie der Blick eines verunsicherten Kleinkindes, rühren uns an – das geht uns bei jungen Affen nicht anders als bei Tigern oder Nashörnern und auch bei kleinen Krokodilen, denen wir in ausgewachsenem Zustand besser nur im Zoo hinter Glas begegnen wollen. Erwachsene Schweine dagegen bleiben immer irgendwie sympathisch – sie agieren zielgerichtet genau so wie die meisten Menschen: Erpicht auf das Futter und ansonsten friedlich und genügsam. Wenn das Grundbedürfnis Hunger gestillt ist, wird das Schwein nicht aggressiv. Das unterscheidet es in seinem Verhalten eindeutig vom Menschen.

Ferkel und Schweine werden gründlich unterschätzt. Jung und Alt sind nicht nur sehr sympathische Wesen, sie sind vor allem so wunderbar feinfühlig – »sensibel« würde auch schon wieder eine ungerechte Stigmatisierung bedeuten – und sie sind sprachbegabt. Schweine, die Tiere also, die wir in Europa als Hausschweine bezeichnen, bieten eine großartige Artenvielfalt, weit größer als die in den zugehörigen Nationalitäten. Und wenn wir ein Schwein zur Gattung der Hängebauchschweine zählen, dann sollten wir das auch bei den Hängebauchmenschen tun und nicht verlogen-versöhnlich nur von einer Wampe oder einem Pilsgeschwür sprechen. Das Schimpfwort »Du fettes Schwein« ist übrigens besonders fehl am Platz. Ein Schwein, das in freier Natur auf einem traditionellen Bauernhof zu einem lecker-fetten Bioschwein heranwachsen darf und nicht schnell zu einem Turboschwein gemästet wird, ist das Köstlichste, was ich als Fleischgericht je zu mir genommen habe – vor allem auf dem Lande in Frankreich und Italien, wo es Regionen gibt, in denen der Begriff »Fleischindustrie« noch verpönt ist. Dazu fallen mir die Wortschöpfungen »Therapieboom«, »Medizinindustrie« und auch »Zielvereinbarungen für abzuleistende Operationen im Krankenhaus« ein – ja, soll sich der leitende Chirurg die Patienten von der Straße holen? Es ist absurd, solche ökonomisch diktierten Zielvereinbarungen mit den Ärzten zu verhandeln – das sind doch Drückermethoden der schlimmsten Art!

Wir wissen heute sehr genau, wie man Schweine so halten kann, dass sie ein artgerechtes, würdiges Leben führen können. In Italien habe ich gerade eine Hausschlachtung erlebt. Das geschlachtete Schwein wurde an der Astgabel einer mächtigen Eiche, den Kopf nach unten, zum Ausbluten und Ausweiden aufgehängt. Welche Symbolik! Das Blut wurde in einer großen Wanne aufgefangen – ich durfte es in diesem Zustand, noch warm, probieren, voller Vorfreude auf die Blutwurst, die daraus noch am selben Abend hergestellt wurde. Die holländischen Maler des 16. und 17. Jahrhunderts haben immer wieder den ausgeweideten Tierkörper eines

Schweins gemalt: als Symbol der Würde, als Hommage an die Kreatur, die im Tod nicht zu einem Produkt wird, sondern eine letzte Verehrung erfährt. Noch immer gibt es Regionen in Italien – dort erlebe ich es in aller unverfälschten Natürlichkeit –, wo ganze Tierkörper, Rinder, Schweine, Ziegen, gekühlt hinter Glasscheiben beim Metzger hängen, sodass sie jeder Kunde vor dem Zerlegen noch einmal als wirkliches Tier und nicht nur als kaum definierbares Fleischprodukt erleben kann. Diese so ganz unmittelbare Begegnung mit der Kreatur macht andächtig und demütig, sie zollt dem Tier Respekt, auch wenn wir es dann irgendwann seiner Bestimmung gemäß verspeisen. Wer ein geschlachtetes, totes Tier so erlebt, geht auch sprachlich mit einem Schwein anders um und benutzt seinen Tiernamen nicht achtlos als Schimpfwort. Ist doch das Schwein besonders sprachgewandt. Wenn wir seine Lautmalerei als Grunzen abtun, dann zeigen wir damit nur unsere Unkenntnis. Natürlich grunzt das Schwein, aber dann grunzt der Mensch auch, nur das trauen wir uns nicht zu sagen. Wenn heute viele Schüler die Frage, ob der Hals einer Giraffe zwei Meter, zwei Kilometer oder zwei Zentimeter lang ist, weder verstehen noch beantworten können, dann kann ich das nur als intellektuell undifferenziertes Grunzstammeln abqualifizieren. Aber damit tue ich der kommunikativen Raffinesse des Hausschweins großes Unrecht. Jüngste Beobachtungen – die oft sehr viel aussagefähiger sind als sogenannte wissenschaftliche, aber manipulierte Studien – zeigen, dass das Schwein sich ausgesprochen akzentuiert schweinetypisch auszudrücken versteht. Jede Gefühlslage hat ihren eigenen Betroffenheitston, nicht nur ein Stück weit, wie die Psychologen es unentschlossen, wie sie sind, formulieren würden, sondern ganz direkt: Hic et nunc, hier und spontan spricht das Schwein aus, was es fühlt und wahrnimmt. Wohlbefinden bietet dem Zuhörer dabei das größte Ausdrucksspektrum in den Grunzvarianten, Stress und Angst dagegen machen das Schwein einsilbig und irgendwann stumm. Das geht uns Menschen, die wir in diesem sympathischen Sinne Schweine sind, doch nicht anders.

Das arttypische Verhalten des Schweinseins, das Suhlen im Dreck, wie es im unreflektierten Sprachgebrauch heißt, soll eine Seite des Schweinseins beschreiben, die in der Einschätzung ebenso falsch ist wie die Charakterisierung des dummen oder gar blöden Schweins. Das Schwein suhlt sich gern im Schlamm, also in der nassen Erde. Recht hat es ganz instinktiv. Wer sich als Mensch fürs Wohlbefinden, für die Schönheit oder gegen die Gicht am Fuße der euganeischen Hügel in die nasse heilende Erde einpacken lässt, tut nichts anderes: er sucht das Wohlbefinden im warmen Schlamm. Der einzige Unterschied ist, dass der Mensch für diese Suhlkur viel Geld bezahlen muss, das Schwein dagegen sich dieses Wellnessprogramm immer nur dann gönnt, wenn es die Natur ihm schenkt: nach einem ausgiebigen Regen. Deshalb grunzklagt das Turboschwein auch nicht über Gicht, sondern nur häufig über Herzinsuffizienz mangels ausreichender Bewegungsmöglichkeiten – wir Menschen nennen das gesundheitförderndes Training – oder aufgrund zu großer Stressbelastung. Hier sind die Krankheitsfolgen von Mensch und Schwein nahezu deckungsgleich. Schweine sind instinktiv ängstlich und schätzen keine allzu großen Veränderungen in ihrem Lebensrhythmus – so wie das menschliche Wahrnehmungsorgan Gehirn auch keine einschneidenden Überraschungen liebt. Wenn die Tiere dann vom beengten dunklen Stall irgendwann, nach Vorgabe der Computer, die das entsprechende Gewicht errechnet haben, in die größeren Ställe getrieben werden und zum ersten Mal in ihrem Leben völlig unerfahren nicht nur dem Licht, sondern auch noch dem Antreiben des Stallmanagers ausgesetzt sind und fluchtartig panisch dem als rettend empfundenen neuen Gehege entgegenstolpern, dann bleiben jedes Mal einige Tiere mit plötzlichem Herztod auf der Strecke. Der prozentuale Umsatzausfall ist einkalkuliert und ließe sich nur mit einer artgerechten Tierhaltung vermeiden – aber die lohnt sich betriebswirtschaftlich nicht. Und so lange, wie wir uns nicht schämen, Schweine wie Gefangene in Kerkern zu halten, wie wir es nur aus angstgetriebenen Diktaturen kennen, wird sich daran auch nichts ändern. Arme Menschen, bedauernswerte Schweine.

Sie merken, wie sehr mir das Schwein am Herzen liegt, nicht weil ich ein übermäßiger Fleischesser bin, sondern weil ich zutiefst traurig darüber bin, wie wir mit dieser so sympathischen Kreatur umgehen – sprachlich, physisch und moralisch. Das Schwein ist zum Produkt und zur Ware verkommen, Opfer der Industrialisierung in der Fleischherstellung und der Ertragsoptimierung je Kilo Lebendgewicht. Unter diesen Bedingungen verdiente das Schwein – wäre es denn nur ein Mensch! – ganz eindeutig den Patientenstatus, wird doch der Mensch auch nur noch nach stets zu optimierender Leistung bewertet und bezahlt – man nennt das dann die Industrialisierung des Arbeitsmarktes.

Ist das nicht etwas weit hergeholt? Nein, ist es überhaupt nicht. Die Lebenssituation eines Patienten gleicht dem eines Schweins. Versicherungstechnisch und makroökonomisch ist das Produkt Mensch dann gesundheitlich-marktgerecht optimiert, wenn er/sie problemlos auf die Welt kommt, gesund, also krankheits- und kostenfrei heranwächst, lebt und kurz nach der für die Gesellschaft kostenneutralen Situation stirbt: volkswirtschaftlich idealerweise natürlich am ersten Tag des

Rentenbezugs. Bei Schweinen kann man – je nach Unternehmens- und Bauernethik – den ertragsoptimierten Schlachttermin errechnen. Diese ökonomische Optimierungsoffensive ist uns Menschen bei Leben und Ableben verwehrt, zumindest werden Eingriffe in diesen Zyklus, wenn sie denn gewaltsam und aus niederen Beweggründen erfolgen, strafrechtlich verfolgt. Der Schlächter – also der Mörder – darf dann nach der Verurteilung nicht mehr im öffentlichen Freibad schwimmen, sondern nur noch hinter einem Zaun und lebenslang ohne Auslauf – das heißt mindestens, meist höchstens 15 Jahre. In den überwiegenden Fällen ist der Zaun für das Schwein – das Gatter oder die Box – die einzige Lebensumgebung, und das lebenslang. Etliche spanische Schweinebauern und ihre Verbände haben ein anderes Verhältnis zu den ihnen anvertrauten Tieren – sie lieben sie, sie hegen sie gut und verkaufen sie gut. Zur Freude aller, also eine dieser so gern beschworenen Win-win-Situationen, in denen alle glücklich sind. Ja, hier mag dieses Klischee tatsächlich einmal stimmen, zumindest erfährt das Schwein dort die Wertschätzung, die es verdient – übrigens auch in Italien.

Aber zurück zum Patienten, dem zum Produkt mutierten Menschen, der im Krankheitsfalle zunehmend einen Warencharakter annimmt, also wirtschaftlichen Ertragskategorien der Kosten-, Nutzen- und Gewinnbetrachtung unterliegt. Darüber wird natürlich öffentlich nicht gesprochen, weder in den Ärzteorganisationen noch in der Politik, bei den Gewerkschaften oder den Kirchen. Das Thema ist zu heikel und wird nur hinter verschlossenen Türen diskutiert – wenn überhaupt. Meist wird einfach gehandelt, die Folgen dieses Handelns werden im besten Falle irgendwann von den Gerichten bearbeitet oder sie werden als politisch zu brisant und nicht vermittelbar einfach verschwiegen.

Was heißt das nun nach diesem gedanklichen Vorspiel, das zuerst einmal auf Humor und nicht auf Schelte setzt? Die kommt später.

Ja, Humor ist mir bei der desolaten, aber eben leider auch karikaturhaften Situation von Patienten, die sich einer Behandlung bei Psychologen und Psychiatern unterziehen müssen oder wollen, einfach wichtig – wie sonst sollte ich das Desaster beschreiben, das die vielen, vielen seelisch Kranken täglich erleben, besser erst nach Monaten einer sogenannten Behandlung, hochtrabend Therapie genannt, erfahren, wenn sie denn überhaupt das große Glückslos eines verständnisvollen Gehörs in ihrem Leiden finden, oder sogar Linderung?

Damit komme ich zum einzig positiv konnotierten, ja, bewunderten Borstentier, dem Trüffelschwein. Positiv besetzt deshalb, weil das Trüffelschwein nicht nur äußerst erfolgreich nach dem schwarzen Gold, dem Trüffel, bis zu einer Tiefe von 15 Zentimetern zu graben versteht – anders als die Hunderasse Lagotto im Piemont, die den Trüffeljäger als Helfer braucht –, sondern weil wir auch Menschen mit einer besonderen Begabung gern Trüffelschwein nennen: Das menschliche Trüffelschwein hat stets den richtigen Riecher für neue Entwicklungen, macht seltene Kunstwerke ausfindig oder ahnt lukrative Trends voraus. Das zweibeinige Trüffelschwein ist also eine Ausnahmeerscheinung, die eine besondere Begabung mit seismografischer Feinfühligkeit und Erfahrung zu verbinden weiß – und das stets zum richtigen, also dem frühestmöglichen Zeitpunkt. Der Mensch als Trüffelschwein sucht nicht, er findet, sieht das Objekt seines Interesses stets ahnungsvoll, einem siebten Sinn gleich, über den andere in dieser Ausprägung nicht verfügen. Trüffelschwein kann man nicht werden, diese Fähigkeit ist nicht erlernbar – man hat sie oder man hat sie nicht. Trüffelhund und Trüffelschwein dagegen werden regelrecht ausgebildet, um die arttypische Begabung ihrer hoch differenzierten Riechorgane gezielt einzusetzen. Was sich bei den Tieren mit einem Belohnungsritual zielsicher erreichen lässt, ist dem Menschen nicht möglich. Der Mensch ist, was sein Dasein als Trüffelschwein betrifft, ausbildungsresistent.

Unter den Ärzten werden diejenigen zu Recht als Trüffelschweine bezeichnet, die über eine besondere seherische Fähigkeit in der Diagnostik oder in der Einschätzung eines seltenen Krankheitsbildes haben, das sich ohne diese besondere Gabe auch nach sorgfältigster Untersuchung und aller verfügbaren Laborbefunde von Kollegen nicht sicher herausfinden ließe. Und wenn man diese besonders Begabten nicht gleich als Trüffelschwein bezeichnen will, dann doch als guten Arzt – und eben nicht als Mediziner. Dem Mediziner fehlt die Aura des Arztes, die komplexe Befähigung, die wir uns im Krankheitsfalle doch alle wünschen. Aber gibt es nicht zu viele Mediziner und viel zu wenige wirkliche Ärzte?

Ich will nicht die stets verklärte Vergangenheit beschwören, als der gute Landarzt einmal im Jahr vor Weihnachten zu seinen Patienten und deren Familien kam, um sich die Hausbesuche und die Behandlungen, die er übers Jahr geleistet hatte, bezahlen zu lassen – mit Geld und Naturalien. Das ist lange her, zugegeben, aber dieser Umgang miteinander hatte etwas Würdevolles, zeugte von gegenseitigem Respekt und vor allem von Vertrauen. Der Arzt genoss im Ort dasselbe Ansehen wie der Pfarrer oder Pastor, der Apotheker, der Lehrer und, wenn es ihn denn im Sprengel gab, der Richter – vielleicht noch der Gutsherr oder auch der wohlhabende Kaufmann. Es war die intellektuelle Oberschicht, die zwar Achtung erwartete, aber auch – besonders die Ärzte – durch

Empathie, ständige Verfügbarkeit und vor allem auch durch die gewünschte zeitliche Zuwendung im Leben und vielleicht noch mehr, im Sterben, Beistand zu leisten als selbstverständliche Verpflichtung empfanden. Achtung hatte seine Berechtigung. Machten sie ihre Arbeit zur Zufriedenheit ihrer Patienten, dann erhielten sie auch die verdienten Taler. Die Armen behandelte der gute Arzt ebenso, ohne davon viel Aufhebens zu machen. Das gerade machte oft seinen besonderen Nimbus im Ort aus – die gute Seele Arzt. Klingt nach Klischee, war aber häufig wirklich Realität und ist es in ländlichen Gemeinden heute noch, auch wenn sich die Abrechnungsmodalitäten natürlich auch dort geändert haben – aber die Beziehung Patient/Arzt ist auf dem Lande noch immer inniger und persönlicher als in den Großgemeinden.

Es geht also um das Arzt- und Therapeutenprofil, von dem jeder Patient erst einmal gutgläubig ausgeht, dass er selbst mit seinem Krankheitsgeschehen im Fokus des Interesses steht und der Arzt seinen hippokratischen Eid nicht nur als Lippenbekenntnis versteht, sondern als Ultima Ratio seines Berufsethos. Patienten machen aber auch andere Erfahrungen – und die zu ihrer größten Überraschung. Das klingt nach bevorstehender Ärzteschelte, aber damit ist die Frage nach dem Profil des Arztes nicht zu klären und negativ will ich das Thema ohnehin nicht angehen, eher mahnend.

Wer zum ersten Mal ernsthaft erkrankt, fühlt sich diesem neuen Phänomen in seinem Leben hilflos ausgeliefert, ratlos, verängstigt und in der gerade noch erlebten gesunden Selbstverständlichkeit erschüttert. Es gibt das bange Warten, bis die Diagnose gestellt ist, dann kommt die Phase, in der der Patient über den vom Arzt vorgeschlagenen und empfohlenen Behandlungsweg nachdenken muss. Soll er eine Zweitmeinung einholen oder würde er damit an der fachlichen

Autorität dessen zweifeln, der ihn nun gerade mit seinem Krankheitsgeschehen konfrontiert hat – und wie würde er reagieren, wenn dieser Wunsch nach der Zweitmeinung ihn erreicht? Ärger, Empörung? Wird er sich sagen: Warum traut mir der Patient nicht? Ich bin doch kein Gebrauchtwagenhändler, zu dem der Kunde, der ein höherpreisiges Auto kaufen will, in weiser Voraussicht natürlich mit einem Sachverständigen kommt! Diese Art der offenen und gedanklichen Konfrontationen spielt sich jeden Tag in jeder Arztpraxis und in jedem Krankenhaus ab – vor allem aber ungeheuer belastend in den angstgeplagten Köpfen der Patienten. Und natürlich auch – auf beiden Seiten, aber ungleichgewichtig – in jeder psychotherapeutischen Praxis. Und damit bin ich wieder bei der Frage des Schweinseins, denn darauf richtet sich ja der Blick dieses Kapitels.

Mein Plädoyer zielt auf das gutartige Arzt-Trüffelschwein – geduldig, aber auch zielstrebig, weil es dann belohnt wird. Kompetent und effektiv, wenn es schnell fündig wird, denn dann gibt es auch ebenso prompt die intellektuell-fachliche Selbstbestätigung. Und: Trüffelfinder Arzt und erwartungsvoller Abnehmer Patient sollten im Idealfall immer eine empathische Symbiose eingehen – nur dann können beide erfolgreich sein, besser: das Glück einer solchen Symbiose im Erfolg erleben.

Darum soll es jetzt gehen, denn das Instrumentarium des Therapeuten ist nicht das Skalpell, nicht allein der heilende Medikamentenmix, nicht die lebensrettende Apparatemedizin, sondern das zuerst einmal allein an das Wort gebundene, unbedingte und vorurteilsfreie Eingehen auf einen Menschen, der in großer seelischer Not ist und das entsetzliche Leid der Depression erfährt.

Und: Wie ist die Realität, was kann das Wort bewirken –

kann es wirklich etwas bewirken? Ist der Begriff »Psychotherapie« überhaupt redlich oder bedeutet er vielmehr Anmaßung? Ich werde darauf eine Antwort geben. Das Schweinsein ist dabei die Zielvereinbarung.

Der Psychotherapeut: Karikatur und Wirklichkeit

Seit Jahren verfolge ich mit großem Interesse die Häufigkeitsverteilung von inhaltlich eindeutig zuzuordnenden Cartoons und Karikaturen einzelner Berufsgruppen und ihrer Vertreter. Dabei nimmt der Berufsstand der Psychotherapeuten – Psychologen und Psychiater – eindeutig den Spitzenplatz ein, auch was ihren Impact-Faktor angeht, also die absolute Häufigkeit der zitierten Berufsgruppe bildet. Am Ende stehen Islamkarikaturen, der Grund leuchtet jedem ein, nachdem die Zeichner – immerhin in Mitteleuropa! – schon mit dem Tod bedroht und sogar mit Tötungsabsicht angegriffen wurden. Diese Gefahr geht von Psychotherapeuten nicht aus – da sind sie eher als harmlos einzustufen. Auch Bauern sind ein beliebtes Cartoonthema, Politiker, Blondinen, gockelhafte Männer – und alle liegen sie etwa gleichauf im Mittelfeld der Statistik.

So wie es in der Politik immer wieder einmal Reizfiguren

gibt, die sich trefflich für Karikaturen und Cartoons eignen, so gibt es bei den Psychiatern vor allem den herausragenden Star, der als Projektionsfläche unerreicht ist: Sigmund Freud. Schade, dass der Mann nicht zufällig Freude hieß. Aber auch Tausende von ausgedachten, anonymen Psychiaterfiguren werden stets von Neuem zu willkommenen Zerrbildern ihres Berufsstandes und damit zur Zielscheibe der Karikaturisten. Das Repertoire scheint unerschöpflich.

Habitus, Gestus und Sprache sind die Reizthemen, aber nur dann, wenn diese von der Verhaltensnorm so weit abweichen, dass sie bereits selbst zur Karikatur geworden sind. Dann ist es für den Zeichner ein Leichtes, noch eins draufzusetzen und die ohnehin schon auffälligen Manierismen noch ein wenig zu überhöhen – was manchmal den besonders subtilen Charme eines solchen Cartoons ausmacht. Oder aber die Überzeichnung des Opfers ist so grenzenlos gesteigert, dass sich der Betrachter den gestisch dargestellten Moment plastisch in seiner ganzen Komplexität der Sinneseindrücke vorstellen kann, optisch, akustisch und dramaturgisch: den Staatschef, der mit dem Schuh bei der UNO auf den Konferenztisch haut, den Präsidenten, der zur gezeichneten Erdnuss wurde, oder den Wirtschaftsminister eines bankrotten Staatswesens als fauchenden, aber zahnlosen Tiger – um nur auf einen winzigen Ausschnitt der karikierten Spottbilder zu verweisen.

Der gute Cartoon und die gelungene verbale Karikatur sind nicht wirklich böse, aber wer sie humorlos in den falschen Hals bekommt, kann sich daran tatsächlich verschlucken und dann Gift und Galle speien. Und zu welcher Kategorie gehören die Psychotherapeuten als Motive?

Als kleinen Vorspann muss ich hier einfügen, dass es mir allein um die Psychotherapeuten geht, die täglich mit Menschen als Patienten in der Praxis oder in der Klinik zu tun haben – also nicht um Ärzte und Psychologen, die in der Forschung oder in der Verwaltung tätig sind und damit bestenfalls im Kollegen- oder Fachumfeld zur Zielscheibe einer beißenden Karikatur werden. Besonders in der Forschung gibt es nun einmal – wie bei Künstlern – eine verschrobene Klientel, den vertrottelten Professor ebenso wie den verschwitzt agierenden Habilitanden, der noch lange nicht die notwendigen Publikationen unter seinem Namen herausgebracht hat, als wenn schon die schiere Zahl von Veröffentlichungen und ihr sogenannter Impact-Faktor wirklich etwas über die Qualität eines Forschers aussagen würden – über die menschlich-ärztliche schon einmal gar nicht. Solche Leute pflegen bereits früh ein Bedeutungsimage, das die Lächerlichkeit mühelos überschreitet.

Die für mich gelungenste Karikatur eines beflissentlich forschenden Jungpsychiaters und Duckmäusers hat der Autor Michael Soyka mit seinem Buch »Schwarze Ufer« geliefert. Er ist selbst Psychiater und Chefarzt und nimmt mit skalpellhafter Schärfe die Forscherattitüde an der Universitätsklinik München ins Visier – hier wird die reale Universitätswelt zur beißenden literarischen Karikatur.

Das Besondere bei den Cartoons und Karikaturen ist, dass neben einer habituellen Skurrilität auch immer die Profession im Fokus steht, also die Profession des Therapeuten, unabhängig von der einzelnen Person. Natürlich gibt es die auch – und zwar immer dann, wenn es sich einer oder eine der Zunft herausnimmt, öffentlich über die eigenen phänomenalen Heilungserfolge zu schwadronieren oder gar anzukündigen, den eigentlich schon von den Kollegen als therapeutisch hoffnungslos abgeschriebenen Patienten in Kürze mit seiner Methode von allen Beschwerden befreien zu können. Diesen Therapeutentypus habe ich nicht erfunden, es gibt ihn – besonders in den großen Universitätsstädten.

Was also macht den humorigen oder den beißenden Kern eines Cartoon-Statements aus? Der Tenor ist eigentlich immer derselbe: die schillernde Situation, warum der Patient überhaupt den Weg auf die Couch gesucht hat und dann die darauf antwortende gestische Pathosformel des Psychiaters, der sich auch der absurdesten Selbstwahrnehmung des Patienten in aller Ernsthaftigkeit annimmt. Nicht der Patient allein steht mit seiner als lächerlich-harmlos empfundenen Situation für den Betrachter da, sondern in besonderer Weise der Therapeut, der einem solchen Setting noch eine behandlungsbedürftige Ernsthaftigkeit beimisst. Wer ist also »verrückt«, der Patient oder sein therapeutisch agierendes Gegenüber?

Bei der Durchsicht meiner über die Jahre gesammelten vielen Cartoons zum Thema Psychologie und Therapie habe ich nicht einen einzigen gefunden, der ein spezifisches, echtes psychiatrisches Krankheitsbild böse auf die Schippe genommen hat – also Depression, Phobien oder gar die Schizophrenie. Nein, Karikaturisten und Cartoonisten sind als Künstler feinfühlig genug, niemals Spott über das wirkliche Leiden kranker Menschen auszuschütten. Für mich eine interessante Bilanz – die eigentlich Bösen sind nicht die kommentierenden Beobachter, sondern gerade die Handelnden selbst, die die Beobachtung auf sich ziehen. Diesen feinen Grat nie zu überschreiten, macht den guten Cartoonisten aus, und die Psychotherapie liefert ihnen dafür die besten und reichlich Motive.

Und warum steht meist Freud im Mittelpunkt des karikierenden Interesses? Als Begründer – in diesem Fall besser: als Erfinder – der Psychoanalyse hatte er eine klare Vorstellung davon, welche seelischen Erfahrungen einen Menschen auf der einen Seite besonders befähigen, auf der anderen aber auch – häufig ein Leben lang – derart formen und verfolgen, dass er sich aus der von ihm als leidvoll empfundenen Situation nicht mit eigener Kraft befreien kann. Allein die Psychoanalyse wäre in der Lage, das substanziell leidvoll Prägende in einem Nacherleben – wie ein zweiter Aufguss der eigenen Erfahrungen und Begegnungen seit früher Kindheit, aber auch in der Adoleszenz – zu neutralisieren, indem die seelischen Wunden über den Prozess der Analyse langsam verheilen und so der Weg für ein suggestionsfreies Leben ohne seelischen Ballast geebnet wird. Ein wie wir wissen oft langer und schmerzhafter Prozess, bei dem die Frage nach dem Sinn und vor allem nach dem Erfolg erlaubt sein muss. Das Thema Behandlungsdauer ist daher ein gern gewähltes Motiv der Cartoonisten: den kahlköpfigen Greis auf der Couch liegend, hinter dessen Kopf sitzend der Psychiater mit einem Block auf den Oberschenkeln, der über die gerade formulierten ersten Analerfahrungen seines Patienten stirnrunzelnd sinniert.

Wirklich gute Karikaturen richten ihren sezierenden Blick nicht auf die Vergangenheit, sondern nehmen seismografisch in der nahen oder fernen Zukunft liegende Ereignisse oder das lohnenswert zu kommentierende Verhalten einzelner interessanter Personen mit siebtem Sinn ahnend vorweg. Die besondere Könnerschaft liegt darin, das Sujet so zu wählen und so zu überzeichnen, das sich der Betrachter an den Kopf fasst und denkt: Ja, diesen Gedanken hatte ich doch auch schon, habe ihn aber nicht weiterverfolgt und zeichnerisch darstellen könnte ich ihn ohnehin nicht. Der Karikaturist ist also dem Betrachter nicht meilenweit, sondern oft nur einen einzigen Schritt gedanklich voraus. Diese geringe Distanz macht das große Überraschungsmoment in der Wahrnehmung eines Cartoons aus.

Was aber ist nun das besondere, von anderen Sujets unerreichte Interesse an Cartoons, die sich immer wieder psychiatrische und psychologisierende Themen vornehmen? Antwort: Es ist die Undurchsichtigkeit einer therapeutischen Behandlung mit ihren unendlichen Facetten, Skurrilitäten, boshaften Schilderungen und erschütternden Erfahrungen, denen sich so viele Hilfe suchende Patienten ausgeliefert sahen – aber wahrscheinlich sind die Berichte von nahen Angehörigen als Ausgangspunkt eines Cartoons noch beißender. Das Karikaturisteninteresse ist also ein bohrender Finger in der Wunde so vieler zweifelhafter Therapiekonzepte und ihrer guruhaften Vertreter. Warum aber diese Fülle an Themen und die übergroße Menge an Cartoons? Steckt dahinter nicht die Sehnsucht, dass es irgendwann doch wirklich ernst zu nehmende, eindeutige Behandlungsverfahren für seelische Erkrankungen gibt, da doch nahezu jeder Mensch im Laufe seines Lebens zumindest eine depressive Episode durchmacht – neben all den anderen psychischen Erkrankungen?

Daher ist das nächste Kapitel auch mit »Kuriosa« überschrieben – Fallgeschichten therapeutischer Arbeit, wie sie uns das Patienten- und Therapeutendasein noch immer tagtäglich bieten. Man mag sie nicht glauben oder zumindest für weit übertrieben halten, aber sie sind die bittere Realität.

Kuriosa – Oder: Wenn Skurrilität als Bedrohung empfunden wird

In jedem Beruf gibt es eifrige Akteure, die stets bemüht sind, ihre gesellschaftliche Stellung durch Habitus und Kleidung vor sich her zu tragen: Der Hausmakler im gewollt seriösen Outfit – gern schwarz –, der niederrangige Bankmitarbeiter im dezenten Anzug, aber zu lauter Krawatte, der Architekt im lässig fallenden dunklen Jackett, offenem Hemd und Bleistift in der abgeschabten Brusttasche und der sich genialisch gebende Künstler mit der inzwischen weißen, wehenden Mähne der 70er-Jahre – der sich in Wahrheit biografisch nie wirklich weiterentwickelt hat und noch immer die Träume einer Ausnahmekarriere lebt. Habituelle Botschaften, die andeuten, worauf ich hinauswill. Jede gesellschaftliche Uniformierung ist plakativ: Seht her, ist doch wohl klar, dass ich Künstler bin, Architekt oder Banker! Auch wenn der Dresscode heute keine Verpflichtung mehr darstellt – außer vielleicht der *Casual Friday* in amerikanischen Büroetagen, wo alle lässig mit offenem Hemd arbeiten, um, von oben diktiert, zeigen zu sollen: Schaut, so entspannt geht es in unserer Company zu. Und alle machen mit!

Kleider machen nicht nur Leute, die gelebte Kombination aus Kleidung, Gestik, Habitus und Sprache ist auch biografisches Gerüst, und je selbstverständlicher der Bügel des Selbstverständnisses im Kreuz getragen wird, desto überzeugender die Erscheinung. So die Wahrnehmung der Akteure.

Und wie ist die Wahrnehmung des Betrachters? Wie ist die Wahrnehmung derer, die als Hilfesuchende, als Kranke, Leidende, als temporär biografisch Schwache, einem Selbstdarsteller gegenübersitzen, dem ersehnten therapeutischen »Magier«, der dem eigenen Leiden endlich ein Ende setzten soll, der Hilfe anbietet, die Depression zu überwinden, zurückzukehren ins Leben – und eben gerade nicht den letzten Schritt zu tun, über den schon lange immer wieder so quälend gegrübelt wurde?

Die »Schlecht-Wetter-Depression«, wie ich sie nenne – also ein kleines oder auch größeres Stimmungstief, das nichts mit wirklichem Leid oder gar Krankheit zu tun hat – sollte jeder mit sich selbst abmachen, Freunde nach vergleichbarem Befinden befragen oder besser: es einfach zulassen. Dieses Betroffenheitsklientel mag zwar so manche therapeutische Praxis im Wortsinne beschäftigen, es lässt auch höchst interessante Studien über den Zustand unserer verwöhnten Gesellschaft zu, aber welch niedergelassener therapeutischer Einzelkämpfer ist schon an wissenschaftlichen Publikationen interessiert – in seinem Praxisalltag kann er sie sich finanziell ohnehin nicht leisten.

Der wirklich Kranke hat einen sehr klar ausgeprägten Erwartungs- und Wahrnehmungshorizont. Wie Seefahrer in vergangenen Jahrhunderten sind Menschen, die unter hartnäckigen Depressionen wirklich (!) leiden, lebensbedrohlich durstig – sie quält die seelische Austrocknung. Jetzt sehnen sie sich nur noch nach dem erlösenden therapeutischen Trank, wie der Seemann, der in seiner dürstenden Not irgendwann das todbringende Meerwasser in vollen Zügen hinunterspült in der verzweifelten Hoffnung, seinen quälenden Durst wider besseren Wissens vielleicht doch löschen zu können. Er ahnt düster, dass ihm jetzt nicht mehr zu helfen ist, dass ihn kein Einziger an Bord wird retten oder zumindest in seiner dürstenden Verzweiflung beistehen wird. Die Mannschaft weiß, was ihm jetzt droht, er weiß es selbst, aber der Durst war stärker als jede Vernunft. Die Besatzung, so wollte es in der Vergangenheit das Gesetz auf hoher See, durfte nicht mehr helfen, sie musste den hoffnungslos »vernunftresistenten« Kameraden aufgegeben. Kiel holen, wie die Höchststrafe für das Vergehen lautete – also der nicht abwendbare Tod entweder durch Ertrinken oder Opfer der hungrigen Haie zu werden –, war die allen bekannte Strafe, eine grausame Strafe, die abschrecken sollte, sich den das Überleben sichernden Regeln auf See nicht zu widersetzen.

Der seelische Durst des Kranken ist ebenso furchtbar, er reißt die Grenzen der Vernunft ein bis zur Selbstaufgabe. Was ihm an Kraft geblieben ist, setzt er jetzt ein und weiß, was ihm bevorsteht, wenn er sich aufmacht, das Nass zu suchen – einen Therapeuten, der in der Lage ist, seinen Durst nach Leben zu löschen. Schließlich ist längst evident, wie lange der Leidende auf seine rettende Therapie warten muss – drei Monate sind im Deutschen Gesundheitswesen das Minimum. Den Weg in die psychiatrische Notaufnahme wird er noch scheuen, aus vager, aber nicht immer unberechtigter Furcht, was ihm dort begegnen würde.

Niemand, der ärztliche oder therapeutische Hilfe sucht –

in welcher Disziplin auch immer –, rechnet mit einem Schockerlebnis. Das mag irgendwann die niederschmetternde Diagnose sein, aber doch nicht die Person, der man sich in seinem Elend zuerst einmal anvertrauen will – nein, muss. Oder doch? Das menschliche Gehirn liebt keine Überraschungen in dem Sinne, dass es verstört reagiert, wenn es nicht sofort einordnen kann, wie es mit einer vollkommen rätselhaften Botschaft umgehen soll. Aber wenn das Gehirn schon keine Überraschungen liebt, was soll dann der Kranke sagen, der in der Summe nur eines will: Sicherheit, Aufgehobensein, Linderung und zumindest eine vage Aussicht auf eine lebenswerte Zukunft, und all das zur seelischen Entlastung möglichst schnell – von seinem Gegenüber, dem Arzt oder Therapeuten!

Wenn wir so manchen jungen Möchtegern-Banker als lächerlich und skurril erleben oder den geradezu karikaturreifen Künstler vor uns haben, dann bleibt nichts anderes als wissendes Schmunzeln, wirklich beeindruckt im Sinne von Innehalten sind wir nicht – es bleibt ein flüchtiger Eindruck zurück, nicht mehr, und gefährlich für unser Seelenleben ist er schon gar nicht, im Gegenteil, Heiterkeit ist stets wohltuend. Aber wie sieht häufig die erste Begegnung mit einem Therapeuten aus? Der Gesunde mag zu dem Schluss kommen, dass Psychiater und Psychologen tatsächlich alle »verrückt« sind, schließlich sieht er nur zu oft seine Vorurteile bestätigt. Wer aber krank und schwach ist, weder über eine emotionale noch über eine intellektuelle Gegenwehr verfügt – oder gar noch über Humor! –, für den kann die erste Begegnung zu einem Schockerlebnis werden. Warum? Weil Therapeuten nur zu gern das ihnen anhaftende Image auch bestätigen. Dass dies zum eigenen Nachteil und vor allem zum Schaden ihres Patienten ausfällt, scheinen sie bewusst in Kauf zu nehmen oder in ihrer häufig egomanen Wahrnehmung einfach auszublenden.

Ehe ich einige dieser Szenarien einer Erstbegegnung schildern werde, zuerst noch etwas Grundsätzliches zu dem Setting genannten Ritual, wie es sich täglich in den Praxen abspielt: Der Hilflose trifft auf den Starken – das gibt es auch ebenso täglich im richtigen Leben. Viele dieser Starken nutzen ihre Position schamlos aus, aber es gibt auch die Nachdenklichen, die Fürsorglichen, die alles daransetzen, den Schwachen seine Situation nicht spüren zu lassen, sondern im Gegenteil alles tun, um ihm auf Augenhöhe mit großer Empathie zu begegnen. Genau das wünscht sich der hilflos Kranke, nur das. Aber: So wie Gewalt die Waffe der Schwachen genannt wird, so ist es nur allzu häufig das Dominanzgebaren der Therapeuten – ihre Abwehrwaffe ist zunächst einmal das inszenierte Moment der Verunsicherung. Wie reagiert der Neuling auf mich? Wie auf die Atmosphäre meines Behandlungszimmers, wie auf meinen durchdringenden Blick, der schon so viele kranke Seelen durchleuchtet hat?

Aber soll wirklich der Schwache sich zuerst einmal entblößen, soll wirklich er der Resonanzboden sein für die hier angeschlagenen habituellen Töne? Nein, das ist ein zynisches Rollenverständnis, ein unzulässiger Testlauf im Umgang miteinander, der an Rituale bei Hofe vergangener Jahrhunderte erinnert, die in Rede und Antwort klar definiert waren – und wehe, der Untergebene wich davon ab oder maßte sich gar eigene Autorität an. Übertreibe ich? Nein, was ich selbst bei diesen Erstbegegnungen erlebt habe und welch skurrile Schilderungen ich von anderen erfahren habe, die diesem unsäglichen Setting ausgesetzt waren, zwingen mich geradezu, darüber zu berichten. Zwingen? Ja, wer soll es denn sonst tun, wer hat denn schon wirklich Einblick in die Szene dieser Rituale, der Praktiken, der habituellen Inszenierungen der Therapeuten, der Psychiater und Psychologen? Ich maße mir keine Ausnahmestellung an, ich war auch nie Spion im klassischen Sinne, sondern allein Beobachter als Depressionskranker über viele, viele Jahre und dann – ich konnte endlich meine neue Rolle im Leben spielen – hatte ich plötzlich Einblick hinter die Kulissen des therapeutischen Theaters – und was alles wurde mir zugetragen! Anfangs konnte ich nur staunen, ungläubig zusehen, um dann mit gesunder Neugier den sogenannten Geheimnissen auf die Spur kommen zu wollen: der Skurrilität eines Berufsstandes, dessen Wissen und Gebaren auf sehr fragilen Säulen steht.

Bleiben wir bei der Skurrilität und befragen wir sie nach ihrem Eindruck auf den Patienten und damit nach dem Effekt, den sie hervorruft. Ich nehme hier vorweg, dass ich in den schlimmen Phasen meiner Depression, in denen ich so händeringend nach Hilfe gesucht habe, mich nie gegen die Marotten der Psychiater habe wehren können, denen ich ausgesetzt war. Ich bin nach einigen Sitzungen, in denen ich mich gefragt habe, was ich hier eigentlich soll, einfach nicht mehr hingegangen. Kein einziger Therapeut hat je nachgefragt, warum ich den vereinbarten Termin nicht wahrgenommen habe, kein einziger hat sich nach meinem Fortbleiben und meinem Befinden erkundigt und ob ich vielleicht sogar suizidgefährdet war – keiner. Nur die Rechnung über die wahrgenommenen therapeutischen Sitzungen kam jeweils zeitnah.

Es mag der Eindruck entstehen, dass ich mich mit diesem Buch für das erlittene Geschehen meiner Depression und der endlos langen Behandlungszeit – fast 20 Jahre – rächen will. Grund genug dazu hätte ich, aber das ist nicht mein Anliegen, im Gegenteil. Ich möchte vielmehr, dass all das, was ich in meiner Behandlungsodyssee erlebt habe, anderen, die den dornigen Weg einer therapeutischen Behandlung gehen müssen, erspart bleibt. Je mehr das häufig skurrile Verhalten der Therapeuten bekannt wird, je mehr sich die Merkwürdigkeiten herumsprechen, desto eher wird sich etwas ändern, desto eher werden Menschen, die unter Depressionen leiden, nicht länger an der therapeutischen Nase ihres Behandlers herumgeführt.

Alle folgenden Schilderungen sind keine Karikaturen, sondern wurden von mir und anderen erkrankten Menschen hautnah erlebt. Eisernes Schweigen aufseiten des Therapeuten ist ein gern vollführtes Ritual. Wie wird sich der Patient verhalten, hat er noch Abwehrkräfte oder will er sich nur noch fallen lassen? Irgendwann dann die scheinbar erlösende Frage: Wie fühlen Sie sich? Diese Frage gehört zum dürren verbalen Standardrepertoire des Therapeuten, der sich jetzt einen ersten Einblick in das offene Seelenfenster seines Patienten erhofft. Nur: Was soll der denn jetzt antworten? Einem völlig fremden Menschen gegenüber? Während sich der Therapeut in Sprache und Mimik vollkommen verschließt, soll der Kranke über seine Seelenpein berichten – das ist absurd und zynisch. Woher soll er denn die Kraft nehmen?

Ebenso absurd ist es, wenn der Patient bei der ersten Sitzung als Eingangsritual ausgependelt wird – und der Therapeut nicht den Sinn seines Tuns erklärt, wenn es denn einen geben sollte. Absurd ist es auch, einen Depressions- oder Burn-out-Kranken mit der Spanne an Möglichkeiten für eine Behandlung zu konfrontieren, die von sofortiger stationärer Aufnahme bis zur Akupunktur reicht. Auch wenn der Chefarzt einer großen Universitätsklinik seine Patientin mit einer schwachen homöopathischen Tropfendosis behandelt und ihr gleichzeitig jede Form von Parfümierung untersagt – selbst die in der Seife –, dann ist das mehr als befremdlich. Diese sogenannte Behandlung der Patientin dauert übrigens seit fünf Jahren an, bisher aber ohne jeden Erfolg und das Ende ist nicht abzusehen. Warum sich die Frau nicht wehrt? Weil sie in den Drohgebärden ihres Arztes versteinert und wehrlos geworden ist.

Ich habe mich auch lange an der Nase herumführen lassen, zu schwach und zu mutlos zu irgendeiner Gegenwehr. Hätte ich es doch bloß getan, dann wäre mir viel erspart worden und ich hätte viel Zeit, Lebenszeit(!) gewonnen. Als Kranker hatte ich jedoch keine Kraft dazu. Warum muss ein Therapeut seinen Patienten eine enge Wendeltreppe hinaufsteigen lassen, um in das Behandlungszimmer und zu dem von oben herabschauenden Therapeuten zu kommen – baulicher Zufall oder doch inszeniertes Machtinstrument, durch das der Patient zuerst einmal gedemütigt wird? Oder wie soll ein Patient reagieren, wenn ihn der Hausarzt zu einem Therapeuten überweist, der am Küchentisch praktiziert? Was soll er tun, wenn er auf einen Behandler trifft, der es sich vorgenommen hat, möglichst unverwechselbar wie der große Sigmund Freud auszusehen? Haarschnitt, Farbe und Brille sind dem Meister abgeschaut – ist das nun ein Minderwertigkeitskomplex oder einfach nur spleenig? Wenn die Situation für den Patienten nicht so ernst wäre, müsste er in schallendes Gelächter ob dieser absurden Figur ausbrechen, das genau aber kann er nicht, weil dann ja die Suche nach dem nächsten Therapeuten anstünde – wahrscheinlich verbunden mit der nächsten Enttäuschung.

Es mag für den Leser der Eindruck entstehen, ich hätte mir diese Fallgeschichten ausgedacht – ich habe es nicht, könnte aber noch viele weitere anführen, eigene und ebenso viele von Menschen, die mir von ebendiesen absurden Begegnungen erzählt haben, denen sie ausgesetzt waren. Es stimmt tatsächlich: Die besten Geschichten schreibt das Leben selbst.

Noch einmal: Ich will niemanden aus der Therapeutenzunft anschwärzen, ich will keinen einzigen Patienten verunsichern und pessimistische Schwarzmalerei betreiben. Es geht mir ausschließlich darum, Menschen, die sich einem Therapeuten anvertrauen müssen, zu zeigen, was sie unter Umständen erwartet und dass sie sich immer – immer! – auf die eigenen Instinkte verlassen sollten. Wenn die ihnen sagen, hier stimme doch etwas nicht, dann sollten sie es entweder direkt ansprechen oder einen solchen Therapeuten nicht noch ein zweites Mal aufsuchen. Wiederholen sich diese Begegnungen der dritten Art, dann ist es hohe Zeit, die zuständige Ärztekammer auf das Erlebte hinzuweisen. Resignieren und ein Festhalten an einem solchen Therapeuten bringt einen keinen einzigen Schritt weiter – Behandlungszeit ist Lebenszeit und die verbringt man besser nicht allzu lange mit einem Therapeuten. Therapie kann nur eine Durchgangsstation im eigenen Leben sein, je kürzer, desto besser. Gute Therapeuten beherzigen dieses Credo und werden alles daransetzen, die Leidenszeit eines Depressionskranken so schnell wie möglich zu beenden. Daran müssen die Therapeuten gemessen werden. Behandeln heißt schnell und effektiv heilen zu wollen. Alles andere ist Ausdruck von Inkompetenz, Unerfahrenheit oder gar eines zynischen Narzissmus.

Also: Vorsicht, wenn der Therapeut als Markenzeichen der eigenen Kuriosität verschiedenfarbige Socken trägt oder unterschiedliche Schuhe. Alles, was für einen gesunden Menschen als spleenig durchgehen mag, ist für den geschwächten und verunsicherten Kranken ein weiteres Indiz, sich selbst infrage stellen zu sollen. Das kann er in seiner Situation am wenigsten ertragen. Kein Therapeut soll sich verbiegen und sich aufführen wie der sprichwörtlich gute, väterliche Chefarzt in einer Soap-Fernsehserie, aber für den Patienten wäre das eine Option, der er sofort zustimmen würde.

Wenn Ärzte und Therapeuten krank machen, missbrauchen sie ihren Status – so mancher Patient ist daran schon zerbrochen. Soll etwa die Botschaft sein: Wer das therapeutische Ritual nicht aushält, der will auch nicht gesund werden?

Wie viele Patienten sich diese Frage schon gestellt haben mögen, wie sie damit umgegangen sind, möchte ich mir gar nicht ausmalen.

Therapeutische Fragwürdigkeiten

Drei Dinge machen mich im therapeutischen Umgang mit der Depression stutzig: eine zu lange Behandlungszeit, die häufig auf nur eine einzige Methode fixierte Therapie oder Therapieschule und die als Gefangenschaft empfundene Situation des Patienten, der nicht von seinem Therapeuten loskommt oder von diesem nicht in die Freiheit der Selbstverantwortung entlassen wird.

Ganz offensichtlich sind diese Themen mit einem Tabu belegt. Man spricht nicht darüber, es gibt nicht den längst überfälligen Protest oder gar Aufschrei aufseiten der überweisenden Hausärzte und natürlich auch nicht bei den Patienten. Letztere verstehe ich nur zu gut, sie sind nicht in der Lage, die nötige Kraft, aber auch die Wut zuzulassen, die am Anfang eines solchen Protestes stehen müsste. Jeder weiß, wie schlecht die therapeutische Versorgungssituation für Patienten, die unter Depressionen leiden, ist, wie wenig gute Therapeuten es gibt, wie lang die Wartezeiten für einen ersten Behandlungstermin sind und wie gering das Zeitkontingent ist, das die Therapeuten dem einzelnen Patienten widmen können. Gründe genug also, nicht an dem Zustand zu rütteln, weil ohnehin keine Besserung in Aussicht ist – und das auf Jahre. Wer in einer größeren Stadt lebt, ist geradezu gut dran, auf dem Lande ist die Situation dagegen dramatisch. Die Leidtragenden sind überall die Hilfe suchenden Patienten. Standesorganisationen, Gesundheits- und Versicherungssystem sowie die verantwortlichen Politiker im Gesundheitsressort sitzen die für die Patienten entwürdigende Situation aus, Verbesserungen gibt es keine und ein Paradigmenwechsel in der Einschätzung der gesellschaftlichen Bedeutung des Krankheitsbildes Depression ist so schnell nicht zu erwarten – und das bei bis zu 8 Millionen Menschen, die verzweifelt versuchen, so gut es eben geht, über den Tag zu kommen – Tendenz stark ansteigend. Für manchen wird die Qual so groß, dass der Suizid die einzige Lösung zu sein scheint. Zum ersten Mal wurden in diesem Jahr zahlreiche Fälle öffentlich bekannt, deren Selbsttötung direkte Folge einer schweren Depression waren, ausgelöst durch quälende Überforderung, unmenschliche Arbeitsbedingungen und ein zerstörerisches Arbeitsethos, dem sich die Betroffenen nicht auf anderem Wege entziehen konnten. Es waren Fälle in Asien ebenso wie in Europa und in Amerika. Das Krankheitsgeschehen Depression hat noch nie an den Landesgrenzen haltgemacht, aber jetzt werden die Fälle auch aus entlegenen Regionen der Welt bekannt und in Europa beginnt die Diskussion endlich, welche möglichen gesellschaftlichen Kausalitäten zum Ausbruch der Depression führen, warum es den einen trifft, den anderen aber nicht, obwohl die jeweilige Lebenssituation so unterschiedlich nicht zu sein scheint. Es geht also auf der einen Seite um die Ursachenforschung, auf der anderen, die den Patienten am meisten interessiert, darum welche Form der Therapie denn wohl für ihn die wirksamste, die effektivste sein mag. Es gibt Krankheiten, denen Arzt und Patient mit fachlich klar definierten Behandlungsalternativen begegnen können, der Patient also auch tatsächlich entscheidungsfähig ist – Prostataprobleme – und selbst Verantwortung übernehmen kann. Bei Herzinsuffizienz sieht es anders aus, da muss sich der Betroffene auf seinen Arzt verlassen. Hier hat er nur eine einzige Option: Vertrauen.

Und wie ist die Situation in der Depressionstherapie? Wer privat versichert oder Selbstzahler ist, bemüht sich um einen Behandlungstermin beim Psychologen oder Psychiater. Auch für ihn sind die Wartezeiten lang, aber sehr viel kürzer als für den Kassenpatienten. Welches Konzept im Umgang mit der Depression der Therapeut hat, ließe sich natürlich beim ersten Gesprächstermin erfragen, aber wer hat schon nach drei oder sechs Monaten quälender Wartezeit den Mut, diesen heiklen Punkt anzusprechen? Ich behaupte, niemand, der wirklich an seiner Depression leidet. Ihm ist es egal, wie das durstlöschende Nass der Therapie schmeckt und ob es sauber genug ist – es soll doch vor allem gegen den Durst der Verzweiflung helfen.

Ein verantwortungsvoller Therapeut klärt seinen Patienten seriös auf, welches Behandlungskonzept im vorliegenden Fall am meisten Erfolg verspricht. Wenn er als Psychologe erkennt, dass der Kranke zuerst einmal eine medikamentöse Therapie benötigt, um überhaupt eine der anderen Formen der Behandlung einzugehen, dann wird er ihn an einen Psychiater überweisen, denn nur der ist berechtigt, auch Medikamente zu verschreiben. Der korrekte Ablauf ist also: Anamnese und ein erstes Kennenlernen, Diagnose, Behandlungsvorschlag oder die Überweisung an den Facharzt durch den Psychologen. Dieses für den Patienten wirkungsvollste Vorgehen – inhaltlich und zeitlich – wird aber keineswegs immer eingehalten. Lassen Sie es mich überspitzt formulieren: Wer den Termin beim Psychologen bekommen hat, wird ihn so schnell nicht aufgeben. Die sogenannte Therapie kann also sehr lange dauern, weil dem Patienten die Option auf eine medikamentöse Behandlung verstellt ist. Die Situation beim Psychiater ist selten besser. Wer überweist schon gern einen Privatpatienten an einen Psychologen? So wie sich der eingebildete Künstler stets für den Besten hält, so sind auch Therapeuten in der Regel sehr von sich und ihrer Behandlung überzeugt – so lange, bis der Patient lästig und irgendwann mit dem Label »therapieresistent« versehen wird. Das bedeutet dann, dass er keine weiteren Termine mehr bekommt, die Krankenkasse informiert wird und keine zusätzliche Behandlung zahlt und der Patient sich selbst überlassen wird.

Und das soll stimmen, lieber Autor? Ja, leider ist dieser Ablauf keine Seltenheit, sondern eher der Regelfall im Umgang mit »schwierigen«, also arbeitsintensiven Patienten. Der Begriff »therapieresistent« ist eine besonders böse Wortwahl im Umgang mit einem depressiven Menschen. Ärzte verweisen stets darauf, dass dieser Begriff in der Fachsprache unter Kollegen der eindeutigen Verständigung dient. Das mag bei gewissen Krankheiten zutreffen, aber sicher nicht bei der Depression. Menschen mögen auf die eine Behandlung nicht ansprechen, auf die nächste und übernächste Variante auch nicht, aber dann liegt es eben an dem Arzt, nach dem bestmöglichen Weg zu suchen, dem Patienten zu helfen. Zu sagen: Der ist therapieresistent, bedeutet für mich, der ich auch einmal so abklassifiziert wurde, allein den Beweis der Inkompetenz des Therapeuten. Ausgenommen sind die besonders schweren Fälle der Depression, die aber ohnehin stationär behandelt werden und damit einer ganz anderen, nämlich seriösen Kontrolle des gesamten zuständigen ärztlichen Krankenhauspersonals unterliegen.

Was also kann der Patient selbst tun, um nicht in irgendeine therapeutische Falle zu geraten, die ihn Lebenszeit kostet und seine Leidenszeit unnötig verlängert? Es gibt nur wenige Menschen, die ein bedrohliches Krankheitsgeschehen, mit dem sie im Laufe ihres Lebens konfrontiert werden, ganz mit sich allein ausmachen. Sie suchen vielmehr Rat bei Angehörigen und Freunden, holen im besten Falle eine Zweitmeinung ein, nehmen sich ein wenig Zeit, um alle Optionen abzuwägen, um dann, soweit möglich, selbstverantwortlich, zu entscheiden, wie die drohende Krankheit nun behandelt werden soll. Das wäre auch der vielversprechende Weg im Umgang mit der Depression. Leider sieht die Realität anders aus. Es gibt eine Fülle von Therapieansätzen, von therapeutischen Schulen, die keine Abweichung von der einmal aufgestellten Lehrmeinung zulassen, es gibt die Scharlatane – wie in allen Berufen – und die gutmeinenden Therapeuten, die aber ungern ihren Patienten an den Kollegen überweisen. Es könnte ja als Zeichen von Schwäche, Ungeduld oder gar Inkompetenz ausgelegt werden.

Dann gibt es die Therapeuten, die sich selbst zu Heilern stilisieren und sich zu gefährlichen Gruppentherapien unter Mithilfe obskurer Drogen versteigen, wie im letzten Jahr in Berlin geschehen. Der Therapeut wurde zwar zu einer kurzen Haftstrafe verurteilt und mit einem Berufsverbot belegt und darf nicht mehr als niedergelassener Arzt oder Therapeut arbeiten, wohl aber nach Verbüßen der Strafe ärztlich im Krankenhaus tätig sein!

Natürlich ist das ein Extremfall, der aber auch zeigt, zu

welch verzweifelten Schritten Patienten bereit sind, um endlich von ihren Leiden in der Depression erlöst zu werden. Denen geht es ja nicht um ein nettes Beisammensein und den friedlich geteilten Joint! Ebenso schrill nimmt sich ein Fall in Bremen aus, bei dem auch ein Mensch zu Tode gekommen ist. Die Therapeuten, die vor dem später begangenen Mord den auffälligen Mann begutachten sollten, konnten keine Gefahr erkennen. Sie sagten aus, von den Mordplänen hätten sie nichts mitbekommen, sie seien vielmehr von dem späteren Täter bewusst getäuscht worden! Kann es einen größeren Inkompetenzbeweis für zwei staatlich bestellte Gutachter geben? Macht es dann überhaupt noch Sinn, Prognosen über die Gefährlichkeit eines Menschen abzugeben, wenn ein junger Mann, der die Absicht hat, jemanden gezielt umzubringen, seine Gutachter so leicht hinters Licht führen kann? Ein Chirurg würde sich einen solchen Bären nicht aufbinden lassen. Da sind die Untersuchungsparameter sehr viel dichter angelegt – wobei natürlich in seltenen Fällen den behandelnden Ärzten auch Fehleinschätzungen unterlaufen. Aber bewusst täuschen lässt sich ein Chirurg bei einem gravierenden Krankheitsbild sicher nicht. So viel zum Kompetenzverständnis in unterschiedlichen ärztlichen Disziplinen.

Wieder alles nur Schwarzmalerei? Nein. Realität. Auch die Situation, dass Patienten mit Depressionen über Jahre (Jahre!) behandelt werden und sich behandeln lassen, ist keine Seltenheit. Arzt und Psychotherapeut können häufig, wie man dann sagt, nicht loslassen und halten den Patienten in einem seelischen Zustand der permanenten Verunsicherung und binden ihn damit an sich und ihr Behandlungskonzept. Davon gibt es viele Fälle, ob sie nun eine Gesprächstherapie wahrnehmen, eine kognitive oder sich auch Hilfe von einer Psychoanalyse versprechen.

Wenn Freud sagt, eine Behandlung, die nichts kostet, ist »umsonst«, dann ist das ein nettes Wortspiel, entbehrt aber auch nicht eines gewissen Zynismus. Man könnte auch sagen, eine Behandlung, die sich über Jahre hinzieht, war umsonst – aber dabei leider nicht kostenlos. Therapien müssen einem klaren Konzept unterliegen, sie müssen sich auch von Angehörigen oder dem Patienten selbst hinterfragen lassen, sie müssen jederzeit kontrollierbar sein und der Faktor Zeit hat die gleiche Gewichtung zu erfahren wie das inhaltliche Therapieprogramm. All das liegt in der Verantwortung des Therapeuten, der er sich jederzeit selbstkritisch stellen sollte, auch muss er es sich gefallen lassen, dass man ihm von außen in seine therapeutischen Karten schaut. Die Realität sieht allerdings anders aus.

Einen Ausweg aus diesem für die Patienten so schwer aufzubrechenden Dilemma sehe ich in einer Selbstverpflichtung der Therapeuten auf der einen und einer seriösen Zertifizierung ihres Tuns auf der anderen Seite. Es darf nicht sein, dass ein Therapeut nach der Approbation über Jahrzehnte seine therapeutischen Vorstellungen gleichsam als Versuch am Menschen auslebt, ohne jemals einer Kontrolle zu unterliegen. Patienten, die sich beschweren, die irgendwelchen Schwindel aufdecken wollen, tun sich schwer in dem kollegialen Geflecht, das in Krisenzeiten immer zusammenhält, sodass nur sehr selten das sogenannte schwarze Schaf in der weißen Herde der Rechtschaffenden irgendwann einmal auffliegt. Es sei denn, es macht sich ganz offensichtlich strafbar.

Es gibt aber auch Patienten, die dafür sorgen, dass das gesamte System gegenseitig kultivierter Abhängigkeiten so lange Bestand haben kann. Wer sich in der Therapie als Lebensform auf Dauer einrichten will, muss sich fragen lassen, ob ein solches Verhalten der eigenen Verantwortung dem Leben gegenüber gerecht wird und ob es den vielen, vielen Patienten, die so dringend einen Therapieplatz erhoffen, gegenüber fair ist. Wer sich über Jahre in der Therapie versteckt, bekennt sich zur eigenen Lebensunfähigkeit und muss sich diesen Vorwurf auch gefallen lassen. Vor allem dann, wenn der behandelnde Arzt nicht irgendwann ein Machtwort spricht und den Patienten dann schnell und gezielt dem eigentlichen Leben überantwortet. Wellnesskonzepte für die Seele gehören nicht ins Arzt- oder Therapeutenzimmer, dafür gibt es ausreichend qualifizierte Alternativen in kommerziellen Einrichtungen.

Fluch der Anmaßung

Ja, es liegt ein Fluch über dem therapeutischen Dasein – die ältere, die jüngere und auch die jüngste Vergangenheit bis in die Gegenwart sind gemeint. Beträfe der Fluch nur die Akteure, dann wäre es allein deren Aufgabe, diesen zu überwinden, abzuschütteln und durch ein mutiges Bekenntnis zu einem unbedingten empathischen Verständnis des therapeutischen Tuns zu ersetzen. Davon sind wir aber weit entfernt, ein solches Bekenntnis ist stets individuell und muss der alleinige Maßstab verantwortungsvoller therapeutischer Tätigkeit sein. Alles andere ist Berechnung, finanzielles Kalkül, Ausnutzen der eigenen Machtposition und ein Verrat am geleisteten Eid des ärztlichen Daseins.

Die Autorin Cornelia Brink zeichnet in ihrem Buch »Grenzen der Anstalt – Psychiatrie und Gesellschaft in Deutschland von 1860–1980« die Geschichte der Psychiatrie auf. Sind die Anfänge interessant, weil sich die Ärzte überzeugt der Pflege und Heilung ihrer Patienten widmeten, so ist die Situation um 1900 vor allem von der Forschung bestimmt – das

Berufsbild des Psychiaters begann sich zu festigen und vor allem zu faszinieren – Ärzte und Patienten gleichermaßen. Gewissheiten wurden formuliert und praktiziert. So herrschte schon bald die Meinung vor, dass Patienten, die unter Depressionen litten, nicht in ihrer gewohnten Umgebung gesund werden könnten, sondern nur in einer Heilanstalt. Das war gut gemeint, verführte aber auch so manche Familie dazu, sich eines lästigen Angehörigen zu entledigen, indem er als gefährlich und unberechenbar beschrieben wurde. Die Heilanstalten wurden zu Bewahranstalten. Zitat: »Um einer drohenden Überfüllung entgegenzuwirken, wurden chronisch Kranke und solche, die als unheilbar galten, trotz medizinischer Bedenken in kirchliche Aufbewahrungsanstalten verlegt. Die Psychiater bevorzugten die frisch Erkrankten und therapierbaren Fälle. Bei aller Professionalisierung blieben Heilungschancen indes begrenzt: »Gemessen an den Erfolgen der zeitgenössischen Körpermedizin«, konstatiert die Autorin nüchtern, »hatte die Psychiatrie nicht viel zu bieten.«

Über das dunkle, ja entsetzliche Kapitel deutscher Psychiatriegeschichte soll hier nicht berichtet werden, nur so viel, dass nach Aussage der Autorin Brink die alten Strukturen der Anstaltspsychiatrie – und damit natürlich deren menschenverachtender Geist – auch nach dem Zweiten Weltkrieg zunächst wieder aufgenommen wurden. Das war in der Politik nicht anders und auch in der Bundeswehr, als die Wiederbewaffnung Deutschlands 1955 erfolgte, schien es notwendig, ehemalige Offiziere der Wehrmacht ohne größere Prüfung ihrer Vergangenheit wieder einzustellen, ebenso geschah dies in der Justiz und an den Universitäten in nahezu allen Fachgebieten, aber natürlich auch in der Wirtschaft. Dieser nie wirklich vollzogene Bruch mit dem Schreckensregime der Nationalsozialisten wirkt bis heute nach: Das Festhalten an starren Hierarchien vor allem in den medizinischen Fakultäten – einschließlich Psychiatrie –, einem verqueren Autoritätsverständnis und – als ein Beispiel – einer fachinternen Bewertung wissenschaftlicher Leistungen, die sich eher an Masse denn an Qualität orientiert. Was sagt es schon aus, wenn ein junger Mediziner 200 Publikationen vorzuweisen hat, aber so gut wie keine klinische Erfahrung im Umgang mit Patienten? Und müssen wir wirklich noch Hochachtung haben vor Chefärzten, die nur jemanden in der eigenen Abteilung in leitender Funktion dulden, der die sogenannte Ochsentour absolviert hat, also die Habilitation? Sollen das wirklich die besseren Ärzte sein? In der Psychiatrie jedenfalls sind sie es nicht. Ich muss den Skurrilitäten, die ich mit solchen Chefärzten erlebt und an anderer Stelle schon beschrieben habe, keine weiteren hinzufügen. Gerade in jüngster Zeit haben sich wieder einige dieser selbstverliebten Koryphäen diskreditiert, indem sie sich zu abenteuerlichen Diagnosen, schnellen Behandlungserfolgen und krausen Kausalitäten zur Entstehung der Depression geäußert haben. Das Stichwort Fußballstars mag genügen.

Muss man ihnen all das so streng vorwerfen? Ja, weil es auch nur durch eine öffentliche Psychiatriekritik in den 60er- und 70er-Jahren, ausgelöst durch ein ganz neues, wirklich empathisches Psychiatriekonzept in Italien, endlich zu grundlegenden Veränderungen in der klinischen Behandlung von schwer depressiven und anderen seelisch Kranken in unserem Land kam. Nur: Der klinische Alltag in der Psychiatrie ist nicht der Patienten- und Therapeutenalltag in der niedergelassenen Praxis. Im Klinikbetrieb fallen Schrulligkeiten und menschliche Inkompetenz auf, es kann gegengesteuert werden, soweit es die Klinikleitung zulässt. In der Praxis dagegen ändert sich im Verständnis der eigenen Arbeit bis heute nur wenig. Warum auch? Die Nachfrage nach therapeutischer Zuwendung ist erheblich größer als das Angebot und die Therapeuten arbeiten in einem absolut unkontrollierten Raum, man könnte ihn das Schlaraffenland der Selbstverwirklichung nennen, wogegen ich prinzipiell gar nichts habe – nur bitte nicht im Umgang mit kranken Menschen. Künstler leben so und ich bewundere ihre kreative Kraft als Einzelkämpfer, ihre Disziplin und natürlich ihr Werk, das sie sich in der Konfrontation mit sich selbst und dem Motiv abringen – und wie oft ohne jeden finanziellen Erfolg. Künstler dürfen egoman sein in ihrem Wunsch nach absoluter Abgeschiedenheit von der Welt, sie müssen sogar so sein – zumindest in der jeweiligen Schaffensperiode –, weil sie sich sonst verzetteln würden. Tizian, der Malerfürst der Renaissance, hat sich immer dann, wenn er der absoluten, selbstbestimmten Ruhe bedurfte, um zu arbeiten, seinen Auftraggebern entzogen, indem er ihnen mitteilen ließ, er sei in seiner Stimmung so gedrückt, dass er derzeit überhaupt nicht an die Vollendung des angefragten Werkes denken könne. Heute würde man sagen, er hatte sehr überzeugend vorgetäuscht, dass er depressiv sei – und wann sich das ändern würde, sei nicht abzusehen, ließ er stets verlauten. An einem derartigen Szenario hat sich – auch nach 500 Jahren – nichts geändert. Allerdings ist es heute sehr viel schwieriger, seinen wirklichen seelischen Zustand derart zu dramatisieren, dass »Kaiser, Könige und Päpste« darauf hereinfallen – und vor allem geduldig verzeihen und einfach auf Besserung warten würden. Das manipulative Element aufseiten der Patienten gibt es natürlich, aber es dient eher zum Selbstschutz, als dass sie sich dadurch irgendeinen Vorteil verschaffen wollten. Vielmehr wird ihnen nur zu gern – besonders von Angehörigen – unterstellt, sie würden ihren Krankheitsstatus missbrauchen, sie würden simulieren und manipulieren, weil sie sich so nicht dem Leben stellen müssten. Das sind böswillige Unterstellungen, die für den Betroffenen äußerst schmerzhaft sind. Ich habe dieses ewige Spießrutenlaufen selbst lange genug erlebt.

Zurück zu den nie wirklich aufgearbeiteten Strukturen und Verhaltensweisen in der Psychiatrie und Psychologie, die häufig für den Patienten nur Demütigung und Zermürbung bedeuten. Hierarchie, angemaßte Autorität und Selbstüberschätzung sind die Stichworte – Fluch einer nicht bewältigten Vergangenheit. Wider besseres Wissen werden Rituale und Praktiken gepflegt, die dem Patienten wenig, dem Therapeuten dagegen sehr nützen, nicht nur finanziell, sondern vor allem in dem Beharren auf seiner Sonderstellung des seelischen Radiologen.

Wie tief die Spuren und Prägungen der noch immer gepflegten Ausbildungsrituale bei Therapeuten sind, karikiert ein Witz, der an Aktualität seit Jahrzehnten nichts eingebüßt hat und das Autoritätsverständnis von angehenden Medizinern aufs Korn nimmt: In einer Vorlesung im Sinne des Studium Generale stellt der Professor am Ende die Aufgabe, die ersten zehn Seiten des örtlichen Telefonbuchs auswendig zu lernen. Das Auditorium lässt das Gesagte auf sich wirken und ein eifriger junger Medizinstudent fragt: »Herr Professor, bis wann?« Ehe er die Antwort geben kann, platzt es einem jungen Mann einer ganz anderen Fachrichtung heraus: »Herr Professor, warum?« So unterschiedlich können die Prägungen sein. Gedrillt auf Gehorsam oder eben lebensnah angeregt zu kritischem Denken. In der Medizin sind sie bis heute in schlechtem Sinne autoritär, sie machen klein, unterwürfig, abhängig – und dieses Verständnis von Oben und Unten zieht sich durch so manchen Klinikalltag, ist dort selten angezweifelte Regel in der Ausbildung und wird von den Akteuren irgendwann als vollkommen selbstverständlich empfunden. Wer über lange Zeit als Assistent intellektueller Leibeigener seines Chefs war, wird alles daransetzen, eine solche herausgehobene Stellung irgendwann auch selbst einnehmen zu können. Das gilt nicht nur für Therapeuten, das sind die Spielregeln an deutschen Kliniken und Universitäten, die sie so unflexibel machen. Ein weiteres Merkmal ist unsere anerzogene Mentalität, dass Arbeit immer Kampf und Entbehrung bedeuten muss – niemals Freude. Freude ist Privatvergnügen. Wie anders ist dagegen das intellektuelle Klima an amerikanischen Universitäten, in denen gerade das Prinzip des freudig-engagierten Arbeitens gelehrt und gelebt wird – autoritäres Verbiegen von Studenten und Kollegen ist verpönt. Entsprechend positiv und stimulierend ist die Atmosphäre dort.

Psychotherapeut – ein großes Wort, das geradezu pathetisch die Sonderrolle des Akteurs assoziiert. Wie anders klingt dagegen die Bezeichnung »Schmerztherapeut«! An einen Schmerztherapeuten hat der Patient klare Erwartungen: Seine Schmerzen besonders bei schweren Erkrankungen soweit es geht schnell und nachhaltig zu lindern. Es ist nicht zufällig eine junge Disziplin, die es nicht immer leicht hat, sich gegen überkommene Vorstellungen bei Kollegen und auch bei Patienten durchzusetzen. Sie trauen sich oft nicht, um Schmerzmittel zu bitten, weil sie nicht als Feiglinge dastehen wollen. Welch ein verkorkstes Verhältnis zum Schmerz, das leider häufig von Ärzten – für mich völlig unverständlich – geteilt wird. Wie sind dagegen unsere Erwartungen an einen Psychotherapeuten und Psychiater? Machen wir uns nichts vor: Sie sind sehr diffus, schließlich ist ja auch das Krankheitsgeschehen der Depression für den Betroffenen zuerst einmal völlig unerklärlich. Entsprechend groß ist noch immer der innere Widerstand, überhaupt einen Therapeuten aufzusuchen. Erst wenn gar nichts mehr geht und der Hausarzt nicht weiterweiß, überweist er den Patienten an die nächste Instanz, wissend, wie schwer es diesem fällt, sich einem Psychologen oder gar der Psychiatrie anzuvertrauen, schließlich weiß er meist nicht, was ihn erwartet. Wie viel klarer sind da die Verhältnisse zwischen Patient und Chirurg. Niemand will krank sein, aber Klarheit im Umgang zwischen Arzt und Patient – natürlich im Rahmen einer empathischen Atmosphäre – ist nicht nur schnell vertrauensbildend, ist stets entlastend, läst Hoffnung aufkommen und Ängste und reale Erwartungen beginnen sich in einem solchen Gespräch langsam zu decken – der Blick des Patienten richtet sich, seelisch entlastet, auch wieder auf die Zukunft.

Manchmal zeigen die Reformbemühungen im Gesundheitswesen auch positive Effekte. Die Verweildauer im Krankenhaus wird immer kürzer, die Effizienz der Behandlungen größer und das menschliche Verhältnis zwischen Arzt und Patient bei somatischen Erkrankungen hat sich zu einer Begegnung auf Augenhöhe entwickelt, wobei die medizinische Kompetenz vorausgesetzt wird, nicht aber mehr zu einem Verhältnis von Oben nach Unten verführt. Joviale Kompetenz ist gefragt, weil inzwischen in der Praxis wie im Krankenhaus der Arzt auch seine eigene Marketing- und Werbeabteilung ist. Wem in der Klinik der Ruf der Arroganz vorauseilt, wird es im Umgang mit Patienten, was die Beliebtheit und damit das Weiterempfehlen angeht, nicht leicht haben.

Psychotherapeuten nehmen dagegen noch immer eine Sonderrolle ein. Aus unzähligen Schilderungen Betroffener werde ich immer wieder damit konfrontiert, dass viele in ihrer Selbstdarstellung diesen Status des Besonderen pflegen.

Der gebietet Distanz zum Patienten, überlässt ihn damit leider auch nur zu oft sich selbst – selbst in der Therapiestunde. Bei manchen Schilderungen von Patienten habe ich das Gefühl, dass sich die Therapeuten selbst nicht darüber im Klaren sind, ob sie die Akteure darstellen oder doch eher das Gespann aus Patient und Zeit.

Therapeuten empfinden sich selbst gern als Autorität. Leider ist dieses Verständnis für den Patienten nicht hilfreich. Möchtegernautoritäten entziehen sich häufig der Verantwortung. Sie überlassen den Genesungsprozess in der Depression nur zu gern dem Patienten selbst. Eine Therapiestunde pro Woche – was soll das an Orientierung, was an Entlastung für den Kranken bringen? Für mich ist dieses Szenario Abbild eines systemimmanenten Zynismus: so hat es die Vorgängergeneration der Therapeuten schon gehalten, wir toppen es, indem wir uns noch undurchsichtiger machen. Und die finanziellen Fesseln zementieren diese Haltung.

Wem nach einer Hüftoperation eine Rehaklinik empfohlen wird, der kann sich dort einem straffen Programm unterziehen, die Folgen des Eingriffs möglichst schnell zu überwinden, um in den gewohnten Bewegungsalltag – auch mit sportlicher Betätigung – zurückzukehren. Manche Patienten sind sehr fordernd, andere lassen sich eher etwas Zeit und schonen sich. Dieser konsequent-effektive Ablauf von chirurgischem Eingriff, Nachbehandlung, Heilung und Rückkehr zur Alltagsnormalität ist den Therapeuten nicht nur fremd, er ist ihnen vor allem suspekt. Natürlich gibt es nicht das Skalpell für die Seele, aber es ist längst erwiesen, dass therapeutische Kompetenz die Effizienz nicht ausschließt, dass Zeit ein kostbares Gut für den Kranken ist, mit dem man nicht endlos als Therapeut spielen darf, und dass ein klares Behandlungskonzept – so lang es auch terminiert sein mag – in jedem Falle besser ist als das Alleingelassensein mit sich selbst und der persönlichen Ursachenforschung, dem Fragen also nach dem Warum. Bedauerliche Realität ist, dass sie hier ein böses Spiel treiben. Sie sonnen sich in ihrer vermeintlich undurchsichtigen Rolle und nehmen gar nicht wahr, wie leicht ihr schlechtes Theater zu durchschauen ist. Nur leider nicht von all denen, die krank sind – sie sind zu diesem Blick aus der Distanz nicht in der Lage. Umso härter fällt häufig ihr Urteil über die behandelnden Therapeuten aus, wenn sie genesen sind. Dann kommt heraus, dass die Therapie selbst nur wenig Einfluss auf die Überwindung der Krankheit hatte. Es ist ein niederschmetterndes Urteil, das aber belegt ist: 90 Prozent der Therapien helfen nicht, 50 Prozent schaden den Patienten, aber nur bei 10 Prozent der Kranken, die wegen einer Depression behandelt werden, kann man wirklich davon ausgehen, dass sie ohne die Psychotherapie nicht genesen wären.

Es heißt, Geld verdirbt den Charakter. Besser hieße es wohl, Geld prägt den Charakter, schließlich gibt es ja auch Mäzene und nicht nur böse geldgierige Heuschrecken. Auch der Berufsalltag prägt uns, den Buchhalter ebenso wie den Manager, den Slow-Food-begeisterten Biobauern und den profitfixierten Hühnerbaron. Das gilt natürlich auch für Therapeuten, vor allem, wenn sie niedergelassen sind. Ihr Arbeitsalltag ist davon bestimmt, dass der starke Therapeut dem schwachen Patienten gegenübersitzt – oder dieser gar auf der Couch liegen muss. Das Setting ist eindeutig und immer wieder gleich. Da kommt es fast zwangsläufig zu einem Überlegenheitsgefühl, weshalb man noch vor gar nicht langer Zeit von Ärzten in den Kliniken als den »Göttern in Weiß« sprach. Dort sind die Zeiten dieser Form der Selbstdarstellung vorbei, nicht aber bei den vielen, vielen Therapeuten, die auch weiterhin ihre gesellschaftliche Sonderrolle pflegen: die Arroganz der Distanz und den Zynismus der Überlegenheit.

Patienten sprechen immer wieder davon, dass sie sich in der Begegnung mit einem Therapeuten so unsäglich klein vorgekommen seien, als hätten sie es mit Sadisten zu tun gehabt. Das sind harte Worte, aber leider treffen sie häufig zu. Therapie bedeutet nicht nur Hilfe zur Selbsthilfe mit verbundenen Augen, sondern vor allem Beistand, Unterstützung, Hoffnung und auch das Aufzeigen von Perspektiven im Sinne eines Ratschlags oder sogar eines empfohlenen Programms. Jedwede positive Forderung in einer therapeutischen Lebensbegleitung auf Zeit bedeutet das Signal »Mir wird etwas abgefordert und damit zugetraut – hier setzt jemand auf mich, also kann auch ich wieder Hoffnung haben und an mich selbst glauben«. Einmaliges therapeutisches Handauflegen pro Woche kann das nicht leisten. Warum wohl ziehen sich viele Therapien, vor allem die Psychoanalyse, über Jahre hin?

Es bedarf eines radikalen Umdenkens im Umgang mit Menschen, die unter seelischen Krankheiten leiden. Wir müssen sie endlich ernst nehmen, ihnen ärztliche Aufmerksamkeit widmen und seelische Erkrankungen ebenso gleichrangig behandeln wie somatische. Wohin die unterschiedliche Gewichtung geführt hat, lehrt uns die Vergangenheit zwischen 1933 und 1945, die über 70.000 Menschen mit seelischen Erkrankungen und Behinderungen das Leben gekostet hat – ausschlaggebend war in den meisten Fällen das Urteil von Ärzten und Psychiatern.

Gute, engagierte Therapeuten brauchen wir, und das schnell. Sie bedürfen unserer Wertschätzung und Unterstützung – das gilt ebenso für die Honorarordnung, die therapeutisches Arbeiten auch weiterhin benachteiligt. Wir dürfen das als Gesellschaft nicht länger zulassen. Das Thema seelische Erkrankung vor allem politisch zu verdrängen bedeutet, Millionen kranke Menschen auszugrenzen und sie ihrem Leid zu überlassen. Über 11.000 Selbsttötungen aus seelischer Verzweiflung pro Jahr klagen an – jeden Tag.

Wann endlich stellt sich die Therapeutenschaft der Verantwortung? Es ist hohe Zeit! Irgendwann schlägt das Pendel zurück – in Überdruss. Die Anerkennung des Therapeuten, seine Unverzichtbarkeit muss sich allein im positiven Urteil der Patienten und der Erfolgsquote in der Behandlung zeigen. Alles andere machen sie in ihrem habituellen Selbstverständnis schon gegenseitig. Damit aber ist niemandem gedient, am wenigsten den anvertrauten Patienten.

Wir brauchen keine weiteren nichtssagenden Reformversprechen im Verhältnis von Patient zu Therapeut, wir brauchen die Revolution von unten, von oben und von rechts und links, also auch vonseiten der Angehörigen. Die volkswirtschaftlichen Kosten für die Behandlung seelisch kranker Menschen sind schon heute besorgniserregend, sowohl für die Solidargemeinschaft der Versicherten als auch für Unternehmen und den Staatshaushalt. Aussitzen lässt sich das Thema nicht, auf keiner der beteiligten Seiten.

Wir transplantieren Herzen, Nieren, Lungen und Haut – alles, was medizintechnisch möglich ist, wird unternommen. Die Seele eines Menschen dagegen lässt sich nicht transplantieren, aber sie ist dieselbe Aufmerksamkeit wie jede andere schwere körperliche Erkrankung wert. Wenn die Gesellschaft dieses Bekenntnis entschlossen einfordert, kann unendlich viel seelisches Leid vermieden, Schmerzen gelindert werden und Selbsttötungen aus depressivem Impuls würden stark zurückgehen – zu vermeiden werden sie wohl nie sein.

Wir tun auch alles, um Verkehrsunfälle mit tödlichem Ausgang durch das Optimieren von Sicherheitseinrichtungen bei Autos zu reduzieren. Die Erfolge sind überwältigend. Also: Während tödliche Verkehrsunfälle stetig abnehmen, steigt dagegen die Zahl der Selbsttötungen an – die ungeklärten Fälle gar nicht mitgerechnet. Und wir nehmen es klaglos hin.

Ob eine sich permanent verändernde und beschleunigende Arbeits- und Alltagswelt die Ursachen sind oder aber ein zunehmender Mut der Betroffenen dazu führt, therapeutische Hilfe zu suchen, ist für mich unbedeutend. Was zählt, ist allein der seelisch Leidende, ihm muss die ärztlich-therapeutische Fürsorge gelten. Weichherzige Erklärungsversuche und vermeintliche Gutachten und die stets gleichlautenden Beschwichtigungsargumente der Politik helfen nicht weiter. Das Verständnis von Therapie seelischer Erkrankungen kann nicht länger der alleinigen Deutungshoheit der Psychiater und Psychologen überlassen bleiben. Wir brauchen als Kontrollinstanz eine Selbstverpflichtung der Therapeutenschaft zu Verantwortung, Qualität und Kontrolle. So wie ein Lkw nicht mit defekten Bremsen und mit abgefahren Reifen durch Europa fahren darf und jederzeit mit Kontrollen rechnen muss, so sollte das umgehend auch für die längst abgefahrenen Profile therapeutischer Traditionen und Praktiken gelten. Um das zu erreichen, bedarf es eines beherzten Bündnisses zwischen Patienten, Angehörigen und Krankenkassen. Nur dann wird sich etwas zugunsten der seelisch kranken Patienten ändern lassen – zum Vorteil von uns allen. Die Zeit drängt, oder wie Primo Levi eines seiner wunderbaren Bücher betitelt hat: Wann, wenn nicht jetzt?

Primo Levi starb am 11. April 1987. Er stürzte im Treppenaufgang seines Hauses in Turin aus dem vierten Stock in den Tod. Ob es ein Unfall war, blieb ungeklärt. Sicher überliefert aber ist, dass Primo Levi stark unter Depressionen litt.

Suggestion: Eine gefährliche Kraft

Was ist so schlimm daran, wenn ich einem Menschen versuche zu suggerieren, dass er auf einem bestimmten Gebiet ganz offensichtlich besondere Fähigkeiten hat, auch wenn ich dabei ein wenig übertreibe? Wir verbinden im Wortverständnis der Suggestion zuerst einmal etwas Negatives, nämlich »die Beeinflussung des Denkens, Wollens, Fühlens und Handelns eines Menschen unter bewusster Umgehung seiner kritisch wertenden und kontrollierenden Persönlichkeitsanteile« – so die Definition der Brockhaus-Enzyklopädie von 1963. Hier wird die Suggestion als vorsätzlicher Missbrauch eines Schwächeren und man kann auch sagen eines Labilen verstanden, der sich seines Urteils nicht sicher ist, weil er zwischen Manipulation und Realität nicht mehr sauber unterscheiden kann. Mir scheint dieser einseitige Bedeutungsgehalt der Suggestion so nicht haltbar zu sein, weil er die Bandbreite zwischen positiven und negativen Effekten außer Acht lässt und auch nicht auf das Gefahrenpotenzial einer schleichenden Suggestion verweist, die, wenn sie im

Kindesalter beginnt und zum ersten Mal in ihrer Konsequenz ahnend in der Pubertät wahrgenommen wird, ihre Wirkung unter Umständen ein ganzes Leben anhält, ohne dass sich das Opfer dagegen meint wehren zu können. Suggestion wirkt – und das macht sie so gefährlich – auch über den Tod dessen hinaus, der das Instrumentarium der Suggestion eingesetzt hat, ob absichtsvoll, unachtsam oder aber als ganz subtile Botschaft, für Dritte nicht wahrnehmbar, aber für den Betroffenen in der Wirkung umso stärker, also eine als allein vom Opfer wahrgenommene und dann selbst überinterpretierte Suggestion.

Der Verweis auf die Gefahren der Suggestion in der Kindheit wird mich nicht verleiten, auf psychoanalytische oder gesprächstherapeutische Behandlungsansätze einzugehen, die sich häufig in epischer Breite diesem Aspekt widmen. Es geht mir allein darum, was Patienten, die einem suggestiven Behandlungsverständnis ausgesetzt sind, erleben und wie sie im Nachhinein, wenn die depressive Phase überwunden ist, über gerade diese Tortour als verlorene Lebenszeit berichten.

Wir wissen noch immer nicht, wie die Depression entsteht, welches die Auslösemechanismen sind. Fest steht allerdings, dass das seelische Immunsystem in der Depression stark geschwächt ist und der Kranke sehr anfällig ist für vielerlei Infektionen seines kranken Seelengefüges und seines Lebenselans. Was gestern noch selbstverständlicher Tagesablauf war, kann in der Depression plötzlich oder schleichend zur unerträglichen Belastung werden, was bisher leicht von der Hand ging, bedeutet jetzt allergrößte Anstrengung und ein dünnes Blatt Papier wird schwergewichtig, im Wortsinne ebenso wie in der Symbolik – alles fällt schwer, ist mühevoll und scheint dabei als Aktion so sinnlos. In dieser Phase der

Begegnung mit der Depression ist der Kranke der vollen Wucht der Suggestion ausgesetzt, besonders dann, wenn er schon immer das Gefühl hatte, in seinem Leben gewissen Erwartungen folgen zu sollen. Jeder Mensch unterliegt dem Einfluss solcher Muster von den ersten Lebenstagen bis zur eigentlichen Ich-Erfahrung in der Pubertät. Das nennen wir Erziehung, und wenn ebendiese Erziehung irgendwann als diffus suggestiv erlebt wird – ich könnte es auch aufgezwungen nennen –, dann scheint das seelische Immunsystem angegriffen zu werden. Ich möchte diese Lebenssituation mit der Erfahrung vergleichen, plötzlich mit einer Erbkrankheit konfrontiert zu sein, also einem Geschehen, für das niemand Verantwortung trägt, weil es schicksalhaft ist. Folgt man diesem Gedanken, dann wird deutlich, dass die Depression ein Krankheitsgeschehen ist wie jedes andere schwerwiegende auch, also nicht Folge übermäßiger Sensibilität, Nervenschwäche, Disziplinlosigkeit oder gar psychischer Labilität ist. Mit dieser Einschätzung möchte ich all denen entgegentreten, die meinen, die Depression als zu vernachlässigende Befindlichkeitsstörung abtun zu dürfen, die nichts anderes ist als eine schlechte Laune, die schließlich jeder kennt. Nein, das genau ist die Depression nicht. Aber sie ist – bis keine andere Kausalität gefunden wurde – offenbar eine Laune der Natur, und das macht die Einschätzung so schwierig, auch komplexe Bezüge in der Kausalität zuzulassen.

Wenn nun das seelische Immunsystem geschwächt ist – in welchem Lebensalter auch immer –, dann ist das Schwungrad des Lebens defekt, es läuft unrund, ungenau, unzuverlässig oder es fällt ganz aus. So wie ein krankes Herz. Würden wir da zögern, eine sofortige Notfallbehandlung einzuleiten – in welchem Lebensalter auch immer? Ja, so wie der Herzkranke einer fein dosierten Behandlung bedarf – Schonung auf der einen und körperliche Anforderungen auf der anderen Seite –, so geht es auch dem Depressionskranken. Auch er bedarf der Forderung, aber unbedingt zu vermeiden ist, dass er in seinem Behandlungssetting genau der suggestiven Kraft ausgesetzt wird, die ein wesentlicher Teil seines Krankheitsproblems ist: der fehlenden Autosuggestion, also einem Ich-Vertrauen, einem gesunden Lebenselan und einem unbedingten Lebenswillen. Die Depression hat diese wichtigen Lebensadern der seelischen Blutversorgung verschlossen und wie dem Herzkranken kann jetzt nur noch ein seelischer Bypass Linderung schaffen und das Überleben sichern.

Den langen Vorspann halte ich für wichtig, weil ich selbst solche Erfahrungen machen musste und von vielen Depressionskranken weiß, dass die Begegnung mit einem Therapeuten, sein räumliches Umfeld und vor allem das Gefühl einer nicht deutbaren Beobachtung als äußerst unangenehm empfunden wird – die Suggestion. Das Ich, das da dem Therapeuten gegenübersitzt, ist klein. Nicht allein krank, sondern klein. Und klein bedeutet in der Eigenwahrnehmung unterlegen, hilflos, verletzlich. Jeder, der einmal Patient war, kennt dieses Gefühl des Ausgeliefertseins gegenüber der Professionalität des Arztes und seiner ganz spezifischen, natürlich notwendigen apparativen Umgebung – wie in einer hoch technisierten Autowerkstatt, in der man als Kunde zuerst einmal beim Anblick an die Höhe der Rechnung denkt und weniger an das Wohlergehen des eigenen Autos. Die Reaktionsmuster sind nun einmal so. Vor allem in einer persönlichen Situation, in der einem klar ist, dass man sie weder übersehen noch beherrschen oder zumindest beeinflussen kann.

Natürlich ist jede Psychotherapie eine harte Prüfung, so wie es jede Operation ist oder eine schwere internistische

Erkrankung. In diesen Fällen betrachten wir unseren Körper – wir haben es ja nie anders erlebt – als Apparat, der zwar hoch kompliziert funktioniert, aber doch das bisher immer schön verlässlich. Seelische Erkrankungen lassen sich in ihrer Dramatik weder auf dem Röntgenbild noch im CT darstellen – und genau dieses vermeintliche Defizit verleitet zu Fehlinterpretationen der Krankheit Depression. Auch bei Therapeuten. Mit dem Röntgenbild unter dem Arm bin ich als Patient in Bruchteilen von Sekunden einzuordnen. Die nachfolgenden Behandlungsschritte sind standardisiert und für den Patienten in der Wahrnehmung zuerst einmal verlässlich. Das Röntgenbild als Identitätsnachweis eines behandlungsbedürftigen Krankheitsgeschehens. Und wie ist die Situation in der psychiatrischen oder psychotherapeutischen Praxis? Wie spüre ich die Kompetenz, worauf kann ich mich verlassen, wo sind die Haltegriffe für meine Seele, so wie die Notaufnahme sie darstellt? Es gibt sie nicht, es sei denn, der Arzt oder Therapeut vermittelt in dem Bruchteil genau der entscheidenden Sekunde der Begegnung das so wichtige Vertrauenspotenzial: Hier ist jeder seelisch Kranke erstens willkommen, zweitens zuerst einmal an der richtigen Adresse und drittens wird hier alles getan, die biografische Desorientiertheit des depressiven Gegenübers schnell zu erkennen und mit großer Empathie wieder in die vertrauten oder aber auch in ganz neue Lebensbahnen zu lenken. Das wäre für mich der Idealzustand einer Erstbegegnung mit einem Psychotherapeuten. Aber nein, genau das entspricht nicht dem Selbstverständnis der Therapeutenzunft. Sie setzt zuerst einmal auf Distanz, spontane Herzlichkeit und eine Geste der Zuversicht gehören nicht zum therapeutischen Ritual. Der Patient soll bewusst auf sich selbst gestellt bleiben – ich nenne es hilflos sein. Nicht der Therapeut sucht den Dialog, nein, der Patient soll sich in dem, was er sagt, in seinem Ich zu erkennen geben und das Gespräch bestimmen. Nur gelingt ihm genau das natürlich nicht, weil er gar nicht weiß, wie er mit dieser für ihn gänzlich neuen Situation umgehen soll. Übrigens: Dieses Setting wird ihn, wenn der Therapeut auf den von ihm aufgestellten Regeln beharrt, dann sehr lange verunsichern und befremden. Vorsicht ist geboten, wenn der Patient einer solchen Situation ausgesetzt ist.

Für mich sind diese Behandlungsrituale eine einzige Zumutung, sie sind zynisch und in manchen Fällen lassen sie auch einen gewissen Sadismus erkennen. Warum muss ein aus der seelischen Bahn geworfener Patient gequält werden, warum soll er sich allein selbst überlassen sein, warum soll die Behandlung jede Zielgerichtetheit außer Acht lassen? Ein Chirurg würde seinem Patienten doch auch nicht sagen: Hier haben Sie ein Skalpell, den Blinddarm müssen Sie aber schon selbst finden.

In vielen Fällen gleichen die therapeutischen Ansätze einem Ausgesetztsein – sich selbst und dem Therapeuten gegenüber. Wer sich in der Depression nicht mehr versteht, wen Angst und Verzweiflung plagen, bedarf vielmehr der aktiven Unterstützung, er braucht kleine Hilfestellungen und er hat ein Recht auf ein nachvollziehbares Behandlungskonzept – inhaltlich und zeitlich. Jetzt werden mir die Therapeuten vorhalten, ich plädiere ja damit für eine kalte und mechanische Behandlung, die nichts anderes zum Ziel hat, als den Betroffenen möglichst schnell wieder funktionsfähig zu machen. Dazu kann ich nur sagen: Ja, gerade der seelisch Kranke bedarf der Versicherung, dass auch seine Leidenszeit absehbar ist. Bei körperlichen Erkrankungen gibt es die statistisch gesicherte Verweildauer im Krankenhaus, jeder also kann sich informieren, wie lange er nach einer Leistenbruchoperation wahrscheinlich im Krankenhaus verbringen muss. Und bei psychischen Erkrankungen, gibt es da auch solche Daten? Es gibt sie nicht und die dürre Begründung der Therapeuten ist, dass ja die seelischen Leiden einen äußerst individuellen Verlauf haben, der im Einzelfall überhaupt nicht vorhersehbar ist. Meine Einschätzung ist, dass die Abschätzung, wie lang der zeitliche Verlauf einer Behandlung ausfallen wird, den Therapeuten deshalb so schwerfällt, weil es keine Behandlungsstandards und vor allem keine Kontrolle des Therapeuten durch unabhängige Dritte gibt. Spätestens wenn die Krankenkasse die Zahlung für eine weitere Behandlung verweigert, sollte der Patient hellhörig werden. Ihm wird suggeriert, dass er nicht genug für seinen Behandlungserfolg getan hat, meist aber ist das Gegenteil der Fall: Der Therapeut hat versagt.

Damit komme ich zurück zur Bedeutung und Gefahr der Suggestion. In der Psychotherapie erlebt der Patient gewissermaßen das janusköpfige Spiegelbild seiner eigenen Lebenserfahrung: die Stärke und Überlegenheit, nach der er sich so sehnt, und sei es auch nur nach dem, was sich dort als gesundheitliche Normalität zeigt. Das andere Bild konfrontiert ihn mit seiner Hilflosigkeit, seiner Schwäche und im Wortsinne seiner Sprachlosigkeit. Was soll er auf die dünne Frage des Therapeuten »Was empfinden Sie dabei?« denn antworten? Natürlich würde er gern eine kraftvolle und überzeugende Antwort geben, aber dann säße er nicht hier in einer Psychotherapie, sondern würde irgendwo im realen Leben eine Rede halten oder in einem interessanten Zirkel lebhaft diskutieren.

Wenn der Patient sich also in der Therapie weitestgehend selbst überlassen bleibt, dann erfährt er im Gegenüber des Therapeuten genau die suggestive Kraft, gegen die er sich so gern stemmen würde. Aber er prallt mit seinem Bemühen, sich zu wehren, immer wieder an der gespielt-betonierten Gefühllosigkeit des Therapeuten ab. Das ist kein Rollenspiel, sondern ein seelisches Spießrutenlaufen.

Ich kann nicht erkennen, wozu all das gut sein soll. Die Patienten erleben Therapeuten, die ein derartiges Selbstverständnis pflegen, als einschüchternd und nicht hilfreich. Nur haben sie nicht die Kraft zu sagen: Was soll der Unsinn, Sie sollen mir helfen und nicht mit mir spielen! Kraft, Elan und Lebensfreude sind aber genau die Sehnsüchte, die den Kranken umtreiben, wie gern würde er sie einfordern, wie gern würde er selbst über das notwendige Instrumentarium verfügen, der Depression die Stirn zu bieten – ja, und auch seinem Therapeuten.

Wer von seiner Depression genesen ist, wird ganz neue Prioritäten setzen – in vielen Bereichen seines Lebens. Er wird seine berufliche Situation überdenken, das Verhältnis zu Freunden und zur Familie und häufig auch die privaten Ziele neu abstecken. Er wird sich vor allem gegen die als so leidvoll empfundene Suggestion wehren. Er wird sich fragen: Was war in meinen bisherigen Lebensmustern richtig, was pflege ich weiter und von welchen gerade noch gültigen Regeln verabschiede ich mich?

Wer sein bisheriges Leben als von Suggestionen und Erwartungen geprägt empfunden hat, wird sich nach Überwinden der Depression frei und autonom fühlen. Wichtig bleibt die Feststellung, dass eine als suggestiv geprägte Lebenszeit nicht allein der Grund für das Auftreten einer Depression sein muss. Aber in der seelisch geschwächten Immunsituation wird manchmal deutlich, an welchen Lebensscheidewegen man sich vielleicht zu vorsichtig verhalten hat, weil die Einschätzung der eigenen Ich-Stärke noch getrübt war. Suggestion ist also nicht Ursache des Krankheitsgeschehens, sondern ein oft nicht wahrgenommenes Signal, eine Botschaft, die nicht entschlüsselt wurde. Tritt dann eine seelische Erkrankung ein, die alle Grundfesten des Daseins erfasst, zeigt sich erst, ob man der Falle Suggestion erlegen war.

Es gibt Menschen, die sich in ihrer Rolle uneingeschränkt wohlfühlen, die nie von einer Depression heimgesucht werden, nicht weil sie vermeintlich so stark sind, sondern weil sie einfach Glück haben.

Die persönliche Erfahrung, Teil eines durch Suggestion geprägten Lebensumfeldes zu sein, ist der erste Schritt in eine wirkliche Lebensautonomie. Die Frage, wie weit wir uns als Gesellschaft von den verführerischen Suggestionen des Alltags, den Wertvorstellungen und den uns nahegelegten Träumen distanzieren können, bleibt abzuwarten. Erste Anzeichen deuten darauf hin, dass seelischer Kollaps nicht allein ein schicksalhaftes Geschehen ist, sondern ein zweites Gesicht zeigt: einer als allgegenwärtig empfundenen Desorientierung, die nicht mehr nur individuell, sondern gesamtgesellschaftlich wahrgenommen wird. Nur lässt sich nicht eine ganze Gesellschaft therapieren, aber es lohnt sich sicher, auf einer persönlichen Ich-Stärke zu beharren, sich nicht mitreißen zu lassen von vermeintlichen Normen und Erwartungen. Glücklicherweise ist der Mensch kein Schwarmfisch, der zwangsläufig zur Beute von Erwartungen oder Opfer perfider Suggestion werden muss. Er kann sich wehren.

Daher greift auch der gedankliche Schluss nicht, Überforderung, von welcher Seite auch immer, führe zwangsläufig zu Burn-out und in Folge zur Depression. Dieses Kausalitätsverständnis ist unzulässig. In der Laienwahrnehmung bietet es sich zwar schlüssig an, es sind aber sehr viel komplexere Mechanismen als bisher angenommen und die Menschen gehen ganz unterschiedlich damit um – der eine wird krank, der andere nicht, auch wenn die Ausgangsbedingungen nahezu gleich waren.

Das Immunsystem unserer Seele ist noch nicht annähernd auf seine Anfälligkeit hin erforscht. Jedes vorschnelle Urteil gegenüber dem Depressionskranken ist fahrlässig und in der Wirkung gefährlich. Meine Einschätzung ist, dass wir noch mit ganz großen Überraschungen über die Kausalität der Depression rechnen können. Daher wünsche ich mir, dass endlich ausreichend Forschungsmittel bereitgestellt werden, um dieser Volkskrankheit mit Millionen von Betroffenen endlich auf die Spur zu kommen. Davon sind wir noch weit entfernt, aber die Zeit drängt, denn zu den vielen Kranken, die erwerbstätig sind und oft über Monate ausfallen, wird die Zahl der alten Menschen, die unter Depressionen leiden, rasant anwachsen. Ihnen allen muss unsere Fürsorge gelten – ohne Wenn und Aber.

Depression und das Recht auf Suizid

1976 erschien das viel beachtete Buch von Jean Améry »Hand an sich legen. Diskurs über den Freitod«. Damals hatte ich eine schwere Zeit, die Depression war übermächtig, aber trotz aller Einschränkungen war ich begierig auf jedes Buch, das sich mit Depression, Tod und Suizid beschäftigte. Wenn es irgend möglich war, habe ich die mich interessierenden Bücher erworben – natürlich auch das von Jean Améry. Damals war ich noch in der Odyssee meiner verschiedenen Behandlungsversuche gefangen – Hausarzt, mehrere Psychiater, mehrere Psychologen, Kapazitäten in psychiatrischen Krankenhäusern ebenso wie Küchentischtherapeuten – und zu keinem einzigen konnte ich auch nur das geringste Vertrauen aufbauen, nach dem ich mich so gesehnt hatte.

Einen Diskurs, bescheidener: ein Gespräch über den Freitod hätte ich mir damals nicht zugetraut, aber nach einem ersten Suizidversuch im Alter von 18 Jahren mit angesammelten Barbituraten hätte ich zu gern mit jemandem über diese Erfahrung gesprochen: tot sein zu wollen. Aus dem

Leben gehen wollen, alles hinter mir lassen, nicht mehr leiden müssen. Aber es gab niemanden, den ich in diese Gedanken hätte einweihen können. Es ging ja nicht mehr um einen weiteren zu planenden Suizid, nein, es ging um die Erfahrung des Grenzbereiches zwischen leben und nicht mehr in der Welt sein wollen.

1976, als Amérys Buch erschien, gab es kein öffentliches Nachdenken über Selbsttötung, Freitod, Selbstmord oder Suizid, das Thema war tabu, und eigentlich ist es das bis heute und die entsprechende Wortwahl ist noch immer unpräzise und mit dem Begriff »Selbstmord« einfach entwürdigend. Nur ist die Debatte über ein selbstbestimmtes Sterbenwollen heute öffentlich, allerdings nur, wenn es um alte oder körperlich sehr kranke Menschen geht. Die Medien beschäftigen sich mit dem Thema Sterbehilfe, Kirchenvertreter, Mediziner und Philosophen beziehen ihre Standpunkte pro und kontra. Traurig macht mich bei dieser Debatte, ob sich der Mensch selbst töten darf, schon lange nicht mehr die Starrsinnigkeit im Argumentieren der einen oder der anderen Seite, auch nicht die Anmaßung religiöser Hardliner, die den Suizidenten auch weiterhin verurteilen, haben sie ihm doch über Jahrhunderte die Würde eines kirchlichen Begräbnisses verweigert, haben noch symbolisch den Leichnam gefoltert, selbst aber anmaßend in Zeiten der Inquisition mit leichter Hand über Leben und Tod entschieden. Und dieser anmaßende Geist beherrscht auch weiterhin den Umgang mit dem selbst gewählten Tod, den Tod von eigener Hand, denn einem Depressionskranken bleibt nur diese Wahl.

Todesanzeigen geben, wenn überhaupt, nur sehr versteckt einen Hinweis auf die Entscheidung des Verstorbenen, über den Zeitpunkt seines Todes selbst bestimmt zu haben. Offen und vorurteilsfrei geht niemand im Kreis der betroffenen

Angehörigen, der Pastoren und der Hausärzte mit diesem noch immer heiklen Thema um, aber es werden jetzt – glücklicherweise! – endlich Fälle bekannt, dass Menschen, die aus freiem Willen ihrem Leben ein Ende gesetzt haben, dieses als Bekenntnis hinterlassen, um das Tabu aufzuweichen, das eigentlich jeden Menschen, der dem Alter begegnet, gedanklich beschäftigen müsste. Ebenso all diejenigen, die in jungen Jahren viel Leid erleben und nicht wagen, über den Sinn ihres Daseins in dieser von ihnen als feindlich empfundenen Welt laut nachzudenken. Das gilt auch für den seelisch Kranken, der in tiefster Depression gefangen, jeden Tag viele Male darüber nachdenkt, nicht mehr leben zu wollen. Und wie begierig ist er, diesen so brennenden Wunsch noch einmal mit jemandem gedanklich zu teilen, ehe dann die Entscheidung fallen soll. Das sich in einem Gegenüber Klar-werden-Wollen in der eigenen Argumentation für den geplanten Tod gleicht einem Duell im 19. Jahrhundert. Die Aufforderung zum Duellieren war im Rausch des eigenen Ehrverständnisses schnell dahingesagt, die Konvention wollte es so, aber die Konsequenz war der mögliche Tod durch die Kugel des Gegners.

Was anderes war die Annahme zum Duell als eine suizidale Handlung? Bei einer Überlebenschance von 50 zu 50 war das Risiko eindeutig. Aber der Ehrenkodex bis zum Ende des 20. Jahrhunderts ließ diese Form des suizidalen Wagnisses zu, nein, bekräftigte sogar die Moralität und die Würde des Geschehens. Der in Kauf genommene Tod durch einen Duellgegner war Ehrensache, das Duell des Suizidalen mit sich selbst ist dagegen bis heute verpönt – darüber wird nicht gesprochen.

Aber warum dann nicht wenigstens in erster Instanz mit dem eigenen Therapeuten? Warum nicht? Warum nicht mit den vertrauten, engen Angehörigen, den Freunden? Dafür gibt es für mich nur eine einzige Erklärung: Mutlosigkeit – Mutlosigkeit auf allen Seiten, aber sicher am wenigsten beim planenden Suizidenten selbst. Der erwartet nur eines: Das erlösende Gespräch – mit wem auch immer. Natürlich am liebsten mit seinen Nächsten, aber eben auch mit dem Hausarzt, dem Therapeuten, dem Psychiater. Aber genau diese Offenheit und Akzeptanz des Themas Suizid gibt es nur selten. Für den Hausarzt bedeutet ein solches Gespräch viel emotionalen und zeitlichen Einsatz, den er nicht honoriert bekommt, außerdem wird er sich mit der Thematik häufig überfordert fühlen. Psychiater und Psychologen wären zu einer Auseinandersetzung mit dem Suizid natürlich in der Lage, aber hier ist es dann häufig der Kranke, der sich nicht traut, gleichsam mit der Tür ins Haus zu fallen, ist er sich doch bei den ersten Gedanken an einen möglichen Suizid noch gar nicht sicher, was ihn als Reaktion erwartet – sofortige Überweisung in die Psychiatrie wegen möglicher Selbstgefährdung? Die stationäre Psychiatrie hat nicht gerade einen schmeichelhaften Ruf unter den Gesunden, schließlich würde es sich dort nicht um einen entspannten Hotelaufenthalt mit seelischem Handauflegen handeln.

Der Tod von eigener Hand beinhaltet in der Betrachtung anderer stets ein Werturteil, das von Rücksichtslosigkeit gegenüber den Nächsten, über Eitelkeit bis zum moralisierenden Unverständnis reicht. Das offene und vorurteilslose Gespräch allein über die Möglichkeit des Suizids ist in unserer Gesellschaft kaum möglich.

Dagegen liest sich das Kapitel »Vom freiwilligen Handanlegen an sich selbst« in dem Buch des Dichters und Philosophen Francesco Petrarca wie ein Aufruf, sich dem Thema Suizid nicht nur moralisch, sondern vor allem intellektuell zu stellen. In Rede und Gegenrede legt er dem zu Allem entschlossenen Suizidenten die Gründe dar, warum seine Entscheidung vor der Umsetzung einer gründlichen und überzeugenden Prüfung bedarf, nicht aber Folge emotionaler Entwurzelung oder einer spontanen Kurzschlusshandlung sein darf. Das Buch »Heilmittel gegen Glück und Unglück«, aus dem das genannte Kapitel stammt, hat Petrarca 1366 vollendet. Der große jüdische Kunsthistoriker Max Friedländer hat etwa 650 Jahre später den klugen Dialog Petrarcas auf die prägnante Kurzformel gebracht, das jeder Tod von eigener Hand verfrüht erfolge. Diese nüchterne Formulierung enthält sich jeder moralischen und ethischen Wertung, sie ist allein von Empathie geprägt: Du, der du diese Absicht zum Suizid hast, würdest – gäbe es diese Möglichkeit über den Tod hinaus – den Schritt schon bald bereuen. Zu derselben Erkenntnis kommt übrigens auch Petrarca, dessen Argumentation allerdings stark religiös geprägt ist, wenn auch erstaunlicherweise in erster Linie nüchtern-intellektuell.

Ich vermisse bei all den Betrachtungen über den Suizid zuerst einmal den Respekt vor dem Suizidenten. Es ist leicht, die Handlung eines anderen zu kritisieren, weil sich der eine gern über den anderen erhebt. Mir geht es daher vor allem um den Wunsch, dass wir uns als Gesellschaft, aber auch jeder Einzelne und vor allem die Therapeuten sich gerade mit der intellektuellen ebenso wie der seelisch begründeten Haltung eines Suizidenten beschäftigen – ehe auch nur der Hauch einer moralischen Wertung vorgebracht wird. Diese fällt meist zuerst verbal aus, aber dem Suizidenten wird auch die kleinste Regung in der Körpersprache des Gegenübers deutlich signalisieren, ob es hier zu einem offenen und toleranten Gespräch kommen kann oder ob doch die Ängste vor dem Thema und der möglichen suizidalen Handlung überwiegen. Kommt es auch nur zur kleinsten Verunsicherung, also dem Bruch im Vertrauen zu dem jetzt existenziell wichtigen Gesprächspartner, ist vielleicht die letzte Chance vertan, den zu allem Entschlossenen von seinem Vorhaben abzubringen.

Wie in jeder guten, wirklich ernsthaften Diskussion muss das Gesprächsergebnis offen sein, die Beteiligten tragen ihren Standpunkt vor und langsam schält sich im Für und Wider eine erste Wahrheit heraus. Dem Ergebnis muss nicht jeder unbedingt zustimmen, aber auch der nicht anerkannten Meinung muss mit intellektuellem Respekt begegnet werden. Es ist dieser Respekt, nach dem sich ein Mensch in seelischer Not so sehr sehnt. Er wünscht sich, seine Argumente für den beabsichtigten Suizid darlegen zu können, hofft auf ein erstes Verständnis, um dann auch das Gegenargument für das Leben gelten zu lassen. Natürlich ist ein solches Gespräch kein amüsanter Spaziergang, aber wenn der Kranke das Verständnis spürt, die Empathie, dann lässt er sich auch intellektuell auf ein wirkliches Zwiegespräch locken. Es gilt also, jedwede Pathosformel in einem solchen Dialog zu vermeiden, vielmehr ist absolute Offenheit das Geheimnis für einen Überzeugungserfolg.

Neben dem Respekt für eine so endgültige Entscheidung dem Leben gegenüber gibt es einen zweiten Gedanken, der viel zu wenig Beachtung findet: der für den Gesunden nicht vorstellbare Mut, wirklich aus dem Leben gehen zu wollen. Die Pille für den schnellen Tod gibt es nicht im Automaten zu kaufen, auch der Arzt verschreibt sie nicht – er darf es nicht. Ohnehin ist Sterbehilfe im Falle der Depression strafbar, anders als bei körperlich Schwerstkranken. Die Verzweiflung, die der Suizident in seinem Entscheidungsprozess verspürt, kann nur verstehen, wer selbst einmal auf der Kippe des

Lebens zum Tod gestanden hat. Wer kann sonst ermessen, was es bedeutet, sich den Tod zu geben? Die Formulierung »Hand an sich legen« verharmlost den letzten Schritt, ist also nichts anderes als eine beschönigende Wortfindung. Die Realität sieht anders aus: Gewalt, Gewalt gegen sich selbst. Der Strafvollzug in Europa sah über Jahrhunderte die Gewalt als besondere Form der Qual, der Demütigung und der Rache an. Es wurde gevierteilt, bei lebendigem Leib verbrannt, gefoltert und geköpft. Die Facetten der Grausamkeiten kannten keine Grenzen. In Asien waren sie anders als im alten Europa, in Amerika anders als im Orient, aber in der Faszination der Gewaltanwendung gegen den Delinquenten war sich die Welt über die kulturellen Grenzen hinweg einig.

Genau diesem Szenario der Gewalt sieht sich der zum Tod Entschlossene gegenüber. Er muss sich gewaltsam töten, so wie er einen anderen Menschen würde töten wollen, die Waffen sind die gleichen. Ich muss sie hier nicht aufzählen.

Von daher gilt mein allergrößter Respekt denen, die sich qualvoll – oft über Wochen und Monate – dem Wie der Selbsttötung gedanklich aussetzen. Denselben Respekt und dieselbe Achtung empfinde ich gegenüber jenen, die den Suizid vollbracht haben, weil ich weiß, welches Martyrium sie durchlitten haben – bis zur suizidalen Handlung selbst. Dieser Respekt ist unverzichtbar, wenn wir dem Entschlossenen die Würde bewahren wollen, nach der er sich so sehr gesehnt hat.

Und doch heißt meine Bitte: Möge die Respektsbezeugung dem Suizidenten gegenüber nie eingefordert werden, möge vielmehr die Kraft der Überzeugung, der Empathie und des unbedingten Verständnisses die Oberhand behalten, dass sich der absichtsvolle Suizident am Ende doch für das Leben entscheidet. Sein Leben hängt in dieser kritischen Situation an dem sprichwörtlichen seidenen Faden. Ein guter Therapeut weiß um die Tragfähigkeit eines solchen Fadens, ein weniger guter mag ihn zerreißen lassen. Die Würde eines seelisch kranken Menschen ist stets höher zu bewerten als jede dogmatische Haltung, die in den Lehrbüchern der Therapeutenausbildung steht. Ich könnte auch sagen: Nur wer die Menschen wirklich liebt, sollte Psychotherapeut werden. Und: Er muss sein krankes Gegenüber mehr lieben als sich selbst. Darin liegt die besondere Qualität eines Therapeuten – der seelisch Kranke spürt in der Rolle des Patienten ein solches Menschenverständnis innerhalb der ersten Sekunde der Begegnung.

Der Maßstab meiner Beurteilung eines guten Therapeuten mag sehr hoch angelegt erscheinen. Erwarten wir diesen Qualitätsmaßstab nicht ganz selbstverständlich von einem Chirurgen, dem wir uns bei einer lebensbedrohenden Tumoroperation anvertrauen? Warum sollen bei Krebs der Seele, wie ich die Depression nenne, andere Maßstäbe gelten? Die seinem Krankheitsstatus angemessene fachliche Qualifikation des Therapeuten muss der Patient voraussetzen können – und jedwede Empathie darf er ohne Einschränkung erwarten. Aber von diesem in anderen Disziplinen ganz selbstverständlichen Anspruchsniveau und einer standardisierten Behandlung, die sich nachweisbar als richtig erwiesen hat, sind Psychiatrie und Psychologie noch weit entfernt. Und solange sie sich einer objektiven Überprüfung ihrer therapeutischen Verfahren widersetzen, wird das Misstrauen bei Patienten weiter groß bleiben. Und wenn nachweislich nur ein Bruchteil aller Depressionskranken richtig, also auch konsequent, erfolgreich und zeitnah behandelt werden, bleibt das quälende Unbehagen bestehen. Für jeden seelisch Kranken ist das eine niederschmetternde Botschaft. Ändern wird sich dieser seit Jahren geradezu betonierte Zustand nur, wenn die Kranken die Kraft aufbringen, sich zu wehren, zweifelhafte Therapeuten zur Rede zu stellen und Skurrilitäten in der Behandlung, sich endlos hinziehende Therapien ohne den geringsten Fortschritt, das Verweigern von Medikamenten und besonders auch das Ablehnen von Zweitmeinungen unabhängiger Kollegen, all diese Erfahrungen den zuständigen Kammern zu melden. Ohne einen wirklichen Druck, auch öffentlich, wird sich sonst an der Situation von Patient und Therapeut nichts ändern. Aber genau das darf nicht geschehen. Den Mut müssen die Patienten aufbringen, dazulernen die Therapeuten.

Der Spontansuizid: Warum?

Jedem Suizid geht eine Krankheits- und Leidenszeit voraus. Nur der bilanzierende, der nüchtern abgewogene Tod ist rational zu nennen, nur der Bilanzsuizid ist ein wirklicher Freitod. Die Gründe, sich gegen das Leben zu entscheiden, sind vielfältig: Alter, Schmerz, Einsamkeit oder einfach Lebensmüdigkeit. Auch wenn die Gründe einer Entscheidung gegen das Leben für Dritte unverständlich sein mögen, so gibt es doch – für den, der sich bemüht, hinter das Geheimnis des selbstbestimmten Lebensendes zu kommen – stets eine plausible Erklärung, die meiner Forderung auf das Recht des Todes von eigener Hand entspricht. Allerdings muss es dafür endlich die Möglichkeit eines gnädigen, eines verständnisvoll begleiteten Todeswunsches geben, so wie es ein begleitendes Sterben gibt, das wir uns doch so sehr wünschen, wenn die Zeichen des Endes eindeutig werden.

Natürlich wünsche ich mir zuerst einmal eine hoffnungsvolle und kompetente Begleitung, sollte ich einmal ernsthaft krank werden, aber es gibt dann sicher irgendwann viele kleine und größere Spiegel, die uns der Tod entgegenhält, sodass wir uns eines Tages nicht mehr abwenden können, so wie nach einer durchzechten Nacht mit wüst zerwühltem Haar, schmerzenden Bartstoppeln und uns selbst abstoßendem Odem – diese Erfahrung macht jeder einmal in seinem Leben und meist fällt dann auch der Kommentar: Ich fühle mich sterbenskrank. Dieser Zustand kann äußerst unangenehm sein, aber er geht vorüber.

Wer einmal auf dem Meer ohne Orientierungspunkte an Land, in dunkler Nacht so richtig seekrank war, der weiß, wie stark die Signale unseres Magens an das Gehirn in ihrer Wirkung sind: wenn du, Hirn oder Kopf, wer auch immer, nicht mehr in der Lage bist, mich davon zu überzeugen, dass Seekrankheit immer ohne Folgen bleibt, dass, beruhigen sich Wasser und Schiff, der Todeswunsch sich im Nachhinein als vollkommen unerklärlich herausstellt, dass er gleichsam mit der sich glättenden See seine Wirkung verliert, dann verliert der uns innewohnende Überlebensimpuls kurzfristig seine sonst so große Kraft. Seekrankheit kann einen an die Grenze zwischen Leben- und Sterben-Wollen bringen: Mir geht es so schlecht, so furchtbar schlecht, ich möchte nur noch sterben. Und so mancher hat dem Todeswunsch nicht standgehalten und ist in die tosende See gesprungen und ertrunken. Was bedeutet das? Es bedeutet, dass wir keineswegs stets und in jeder Situation das Leben wollen! Unser Gehirn ist bestechlich, schon ein verkorkster Magen sehnt sich nach dem Tod für den Rest unseres Körpers, Schmerz ist auch so ein Gegner unseres sonst so entschlossenen Willens und der erst jetzt mehr und mehr erforschte Noceboeffekt trachtet uns, wenn wir ihm begegnen, auch nach dem Leben. Wir selbst also sind nicht verlässlich, was den Lebenswunsch angeht, nur allzu schnell lassen wir uns in die Irre in Richtung Tod führen – und in vielen Fällen gibt es für den Verführten tatsächlich kein Zurück.

Der Spontansuizid ist als Fehlschaltung unseres Gehirns all den beschriebenen Phänomenen vergleichbar. Aber seine Vorgeschichte ist eine andere. Dem Todeswunsch, scheinbar *out of the blue*, geht immer eine Krankheitsgeschichte voraus: das Leiden an der Depression. Nur um diese Facette des Spontansuizids soll es hier gehen. Der Spontansuizid kündigt sich natürlich nicht an, es ist ja kein schleichender Todeswunsch, er ist nicht absehbar und in der Rückbetrachtung stets unerklärlich. Warum gerade jetzt, warum gerade in dieser Lebenssituation, die doch endlich wieder stabil schien? Der Mann, der die gerade heiter bei seinem Psychiater in der Klinik verbrachte Therapie beendet hatte, erschießt sich im nächsten Moment auf dem Parkplatz des Universitätsgeländes. Eigentlich war er mit Freunden zur Jagd verabredet. Warum dann diese Spontanentscheidung? Hatte die Waffe ihn verführt? Oder die Frau, eine strahlende Erscheinung, engagiert, klug, in der Mitte ihres Lebens, ein Leben, das nach außen glücklicher nicht sein konnte, sucht abends, von niemandem der Familie bemerkt, die Erlösung im Ertrinken gerade in dem bayerischen See, auf den sie immer so gern aus ihrem schönen Haus geschaut hatte, der ihr ganzes Glück gewesen war, ebenso wie das der Familie. Vier Tage später wurde sie am gegenüberliegenden Ufer angespült. Auch dies ein für alle unfassbarer Spontansuizid.

Beide waren sie krank, beide waren in psychiatrischer Behandlung.

Nur wer die Tücken der Depression selbst erlebt hat, weiß um diesen zerstörerischen Blitzgedanken des spontanen Todeswunsches, der stärker ist als jede Sucht. Der Todeswunsch hat ein Eigenleben, er ist nicht Teil des eigenen Hauses, unseres Gehirns. Ist er mit einem Blitzeinschlag vergleichbar? Nein, ein Gewitter kündigt sich an. Vor dem Spontansuizid dagegen gibt es weder dunkle Wolken noch schwache Blitze in der Ferne. Es gibt nur diesen alles zerstörenden Stromschlag, der uns entweder bei einem Kurzschluss todbringend festhält oder eine so gewaltige Rückschlagskraft entwickelt, dass wir – nur zu oft mit körperlichen Blessuren – ins Leben zurückgeworfen werden. Beides habe ich erlebt, beide Facetten kenne ich. Den spontanen Todeswunsch habe ich nur ein einziges Mal erlebt: als es mir besonders gut ging, vor gar nicht langer Zeit, zu Weihnachten, aber das kann Zufall sein.

Jetzt weiß ich um das Phänomen eines solchen Blitzschlages. Wer stets gesund war, kann davon nichts wissen. Auch Therapeuten nicht. Es gleicht einer Magie oder einem Magneten, der unweigerlich den eisernen Nagel anzieht. Unser Gehirn kann ein solcher Magnet sein. Wer sich als Therapeut mit Depressionen und ihrer Therapie beschäftigt, sollte darum wissen. Ich verstehe diesen Satz nicht als Vorwurf oder gar Anklage, vielmehr als Anregung, dem Wunsch des Spontansuizids ganz nüchtern zu begegnen. Jeder Kapitän weiß um die existenziellen Nöte seekranker Passagiere und wird alles tun, seine Mannschaft darauf vorzubereiten, auf die todessüchtigen Seekranken an der Reling besonders zu achten.

Im Falle des spontanen Wunsches nach dem schnellen Jetzt-Tod gibt es nur Eines: das Wissen um die Fehlschaltung unseres Gehirns in nicht kalkulierbaren Situationen. Aber gibt es die im Krankheitsfalle nicht überall und oft? Nach der kürzlich zum ersten Mal erlebten Erfahrung einer solchen Fehlschaltung weiß ich um die Gefahr – ich sehe sie ganz nüchtern. Daher wünsche ich mir, dass Therapeuten so früh wie möglich in der Therapie eines Depressionskranken auch auf dieses Phänomen hinweisen. Wer um die Gefahr eines

Stromschlages weiß, fasst auch nicht offen daliegende Leitungen an, wer auch nur den geringsten Wunsch verspürt, nicht mehr leben zu wollen, ist nicht nur suizidgefährdet, nein, besonders später, wenn die Depression abklingt, kann es die Blitzeinschläge des Spontansuizides geben.

Blitzableiter, gibt es die? Ja, es gibt sie. Und wie heißt das Isoliermaterial? Ich weiß kein Rezept. Aber jetzt, nach dieser glücklich verlaufenden Attacke des Angriffs auf mein Leben durch den Gedanken an den Spontansuizid, spüre ich eine große Kraft, dem nächsten Anschlag widerstehen zu können. Genau so, wie ich noch immer von starken Schlägen der Depression getroffen werde. Die können mir nichts mehr anhaben, ich bin gewappnet. Diesen Part der Depressionskontrolle und der absoluten Lebenssehnsucht werde ich mir nie wieder nehmen lassen.

Die Depression ist bissig – auch Menschen beißen manchmal unkontrolliert und unverständlich um sich. Die meisten sind dabei vollkommen gesund!

Aber werden die Kranken auf gerade dieses Phänomen des spontanen Todeswunsches vorbereitet? Jeder Krebskranke wird irgendwann im Rahmen seiner chirurgischen Behandlung auf die Folgen der nächsten Schritte behutsam eingestimmt: Strahlentherapie, mögliche Einschnitte in der Lebensqualität, vor allem aber durch die Botschaft, dass die Ärzte alles tun werden, dass der Patient genesen wird. Sie werden ihm aber auch sehr deutlich machen, dass auch der geschwächte Patient nach der Operation aufgefordert ist, jetzt seinen eigenen Teil für den Behandlungserfolg beizutragen. Krankheit ist kein negatives Konsumgeschehen, Krankheit heißt auch immer innezuhalten und sich aktiv des Geschenkes Leben zu vergewissern.

Ich bin kein Moralapostel. Immer wenn es gerade wieder

einmal gut gegangen ist, habe ich kurz innegehalten, gute Vorsätze getroffen und mir auferlegt: Das soll nie wieder passieren, gehe besser mit dir um, fordere das Schicksal nicht noch einmal heraus. Ja, das wäre klug.

Bei einem spontanen Todeswunsch hoffe ich, dass ich die gemachte Erfahrung erinnere, sie beherzige. Der Suizidgedanke ist mir ja nicht fremd, aber es gab zwischen Denken und Handeln immer eine zeitlich lange Spanne, ein Überlegen, Abwägen und die Frage nach dem Warum. Und ich weiß genau, wann meine Seele wieder einmal einen Stützverband braucht und dass ich ihn auch schon bald werde wieder ablegen können.

Der Spontansuizid ist ganz anders. Er trifft vollkommen unvorbereitet – es sei denn, dass der Therapeut seinen Patienten genau auf dieses schicksalhafte Phänomen vorbereitet und er es ihm in aller drastischen Offenheit sagt: Achtung, wie es das Rezidiv beim Krebs gibt, so konfrontiert Sie möglicherweise auch die Depression mit dem Rezidiv der Todessehnsucht. Der Unterschied dabei ist gering, aber beim Krebs haben die Patienten Zeit, noch einmal über alles nachzudenken: die anstehende Behandlung, die Lebenschancen, die Nebenwirkungen.

Genau darauf muss auch der an Depressionen leidende oder schon von der Krankheit befreite Patient vorbereitet werden und er muss um das temporär verführerische Rezidiv des spontanen Suizidwunsches wissen.

Machen wir uns nichts vor: Wir kommen mit der unabwendbaren Gewissheit auf die Welt, irgendwann sterben zu müssen. Natürlich denken wir nicht jeden Tag an unser Ende, es würde uns jedwede Lebenskraft und Freude rauben. Ab einem gewissen Alter aber wissen wir, dass die Zeit des verschwenderischen Umganges mit der Lebenszeit nicht klug ist, sie zerrinnt uns plötzlich spürbar zwischen den Fingern. Dann fassen wir wieder einmal gute Vorsätze, wir beschleunigen unser Tempo, um irgendwann doch wieder in den gewohnten Lebenstrott zurückzufallen.

Von Luther ist überliefert, dass er auf die Frage, was er tun würde, wenn er nur noch einen Tag zu leben hätte, geantwortet haben soll: einen Baum pflanzen. Welche Gelassenheit! Keine Angst, keine Panik, keine unüberlegte Hektik – es einfach geschehen lassen. Nun gibt es zwischen einem solchen Gedankenspiel und der realen Bedrohung durch den nahen Tod sehr große Unterschiede, aber wünschten wir uns nicht alle eine solche Gelassenheit?

Wer dem Impuls zum Spontansuizid folgt, hat für einen kurzen Moment die Kontrolle über sein Leben verloren – so wie der Autofahrer unvorbereitet bei Blitzeis hilflos in den Graben rutscht. Die Folgen von Blitzeis kennt jeder Autofahrer, mit etwas Erfahrung auch schon als Fußgänger oder Radfahrer. Irgendwann gewinnt die Vorsicht etwas Instinktives, die instinktive Gefahrenabwehr wird zum Lebensprinzip.

Einen Lernerfolg über viele Jahre schenkt uns die Natur im Falle der Depression und des mit der Krankheit verbundenen Wunsches nach einem spontanen Ende nicht: Jetzt sterben – dieser Impuls ist übermächtig. Aber wer um diesen zerstörerischen Impuls weiß, wer darauf vorbereitet ist, dass unser Gehirn uns zu einem nicht vorhersehbaren Zeitpunkt mit dem Todesimpuls zu täuschen vermag, der ist zumindest gewarnt. Wer einen starken Krampf im Bein verspürt, denkt nicht zuerst an einen Schlaganfall – instinktiv nicht. Wer aber eine Depression durchlebt hat, muss auf die Gefahr einer nicht umkehrbaren Spontanentscheidung vorbereitet werden. Diese Aufklärungsarbeit kann nur der Therapeut leisten. Er wird es aber nur schaffen, wenn er über die Magie einer dem Leben zugewandten Autorität verfügt.

Wer die Fürsorgeverantwortung zu seinem Patienten verliert, wer Distanz für heilbringender hält als gelebte Nähe, muss sich fragen lassen, ob er für den Beruf des Therapeuten taugt. Nähe heißt nicht Vertrautheit, Nähe bedeutet Empathie. Wann besinnen sich die Kalten unter den Therapeuten endlich auf diese Lebensregel? Nichts anderes bedeutet der Begriff »Psychologie«.

Vergangenheitsbewältigung: Warum eigentlich?

Auf allen psychotherapeutischen Schulen lastet der Nimbus, dass das Grundübel jeder Depression in den bösen Selbsterfahrungen bereits im Mutterleib oder spätestens in den ersten Lebensjahren liegen könnte – bei manchen dauern diese »ersten Jahre« dann bis ins dritte Lebensjahrzehnt, wenn sie sich mit 18 für eine Therapie entschieden haben. Dieser Satz ist kein Zeugnis von Zynismus, sondern das einschätzende Ergebnis nach vielen Gesprächen mit Menschen, die sich von einer Psychotherapie Wunder versprochen haben und noch immer versprechen. Manche von ihnen verharren über Jahre in der dürftigen Erkenntnisstarre einer Psychoanalyse, andere versuchen in der analytisch fundierten Gesprächstherapie auf den Grund ihrer Depression zu kommen – oft in der Hoffnung, dass es da im familiären Umfeld irgendjemanden gegeben haben mag, der für all das Elend der eigenen Seele verantwortlich gemacht werden kann.

Und wenn alles ganz anders ist? Wenn die Depression – eine schreckliche Krankheit, die große Schmerzen verursacht und immer wieder Menschen in den Tod treibt, so wie auch ich diesen gefährlichen Sog verspürt habe – nun aber ganz andere Ursachen hat, wie sich so langsam abzuzeichnen, besser anzudeuten scheint? Dann wären mit einem Schlag, also nach einem ganz neuen Ursachennachweis der Depression sämtliche Therapeuten aller Schulen in einer misslichen Lage und müssten sich für die Behandlung von Flugangst umschulen lassen. Aber so weit sind wir noch nicht, aber immerhin ist schon ein findiger und reicher Investor mit viel Risikokapital in die Entwicklung revolutionär neuer Medikamente eingestiegen. Solche Leute haben häufig ein sehr viel feineres Gespür für Behandlungstrends als manch ein eindimensional ausgerichteter Vertreter einer obskuren Therapieschule. Woher diese Scharlatane noch immer ihren Zulauf beziehen, bleibt für mich rätselhaft. Selbst wenn bei einer *drug-enhancten* Gruppentherapie zwei der Teilnehmer sterben, ist damit noch immer nicht das bundesweite Ende einer solchen Therapie gesichert.

Ich selbst habe, obwohl Altachtundsechziger, keine Erfahrung mit Drogen, habe aber immer wieder gehört, dass sie zwar bewusstseinsverändernd wirken, aber ganz sicher nicht zielorientiert gegen seelisches Leid eingesetzt werden sollten. Das gilt übrigens auch für Alkohol oder jede andere Form von Selbsttherapie. Selbsttherapie ist etwas für Leute, die sich interessant machen wollen, aber nicht wirklich krank sind. Diese Vermutung liegt übrigens auch bei vielen nahe, die sich einer Psychoanalyse unterziehen, um herauszubekommen, wer sie sind oder gar warum sie so geworden sind, wie sie sind. Oder wie sie vielleicht eines Tages sein werden. Man kann sich übrigens auch mit Kreuzworträtseln der Langeweile entziehen. Es ist vor allem sehr viel preiswerter.

Der Nimbus – lateinisch: dunkle Wolke –, dass am Anfang der Depressionsbehandlung zuerst einmal die Aufarbeitung der eigenen Vergangenheit stehen muss, hält sich hartnäckig wie kreisende Gewitter, die nicht zur Ruhe kommen. Wenn ich auf meine eigene Therapie zurückschaue, dann war ein Großteil der Zeit darauf gerichtet herauszufinden, ob es zwischen meiner massiven und über Jahre anhaltenden Depression und irgendwelchen Ereignissen in der Vergangenheit einen Zusammenhang geben könnte. Mit ein wenig Fantasie lässt sich auch zwischen Feuer und Wasser ein Zusammenhang herstellen, und ist nicht die Polarität der beiden Elemente die perfekte intellektuelle Bühne für jedwede Assoziation?

Über den Zusammenhang von Trauma – griechisch: Wunde – und Depression gibt es viele Spekulationen, aber keinen gesicherten Nachweis. Natürlich verbinden wir mit Wunden Erinnerungen. Eine davon sucht mich immer wieder einmal heim: Als ich 15 war, wurde ich am Blinddarm operiert. Die Narkose erfolgte über einen mit Äther getränkten Wattebausch. Es gab ein unangenehmes Brennen in der Luftröhre und ich hörte noch immer die Stimme des Operateurs: So, wir können anfangen. Und dabei hatte die Narkose bei mir doch ganz offensichtlich noch gar nicht gewirkt. Auch wenn ich nicht das Geringste von der Operation mitbekommen habe, so ist diese Erinnerung doch fester Bestandteil meines Lebens und ganz offensichtlich nicht löschbar – also auch nicht therapierbar. Dasselbe gilt für einen Traum, der immer an derselben Stelle endet und mich jedes Mal zutiefst erschüttert: Ich muss die Lateinprüfung im Abitur noch einmal machen und weiß, dass ich vielleicht nichts, zumindest aber zu wenig weiß.

Kurz bevor ich in den Prüfungsraum gerufen werde, wache ich verwirrt aus: Ist das jetzt Traum oder Realität?

Ein Schulfreund von mir wird immer wieder von einem ähnlichen Traum verfolgt: Er macht die Post auf und wird in einem amtlichen Brief aufgefordert, sich ab sofort alle fünf Jahre zur Wiederholung der Abiturprüfung anzumelden. Er ist heute Professor und anerkannter Forscher, tat sich aber während der Ausbildung mit Prüfungen immer schwer. Ich dagegen hatte mit dem Fach Latein nie Probleme und werde trotzdem im Traum immer wieder von Versagensängsten in gerade diesem Fach heimgesucht. Viele andere wären da wesentlich passender.

Bei wichtigen Veranstaltungen im Mannschaftssport wird schon Tage vor Spielbeginn in der Presse kolportiert, dass die Spieler psychologisch perfekt betreut werden, hoch motiviert seien und unerschütterlich den Sieg vor Augen haben. Wenn dann aber in den ersten Minuten vor der Halbzeit der Gegner in Führung liegt, kann dieses soeben noch hochgelobte psychologische Konzept vollkommen zusammenbrechen. Auch eine Intensivbetreuung in der Halbzeitpause hilft dann meist nicht weiter. Ja, so wenig verlässlich ist die Psychotherapie – vor allem in Ausnahmesituationen. Unter dem Druck der Ereignisse versagt sie kläglich, zumindest im Sport.

Interessant in diesem Zusammenhang ist auch die Tatsache, dass Menschen, die gerade ein traumatisches Erlebnis hatten – Zugunglück, Busunfall, Massenpanik mit Verletzten in einem Stadion –, immer häufiger bei den Einsatzkräften von Polizei und Feuerwehr sagen: Bitte keinen Psychologen!

Es ist für mich als Erfahrung faszinierend, dass meine Elterngeneration so wenig von ihren Kriegserlebnissen erzählt hat. Während meine Mutter bei einem Bombenangriff im Luftschutzkeller saß, traf eine Fliegerbombe das Nachbarhaus. Alle Menschen, die dort im Keller Schutz gesucht hatten, starben. Der Vorgang wurde irgendwann in meiner Jugend einmal erzählt, aber nur in knappen Andeutungen. Auch mein Vater und mein Onkel, die beide Soldaten waren, haben nie vom Krieg berichtet. Einmal habe ich meinen Onkel in der Badehose gesehen und ihn nach den tiefen Löchern in seinem linken Bein befragt. Die knappe Antwort war, dass es Durchschüsse waren, Fleischwunden. Damit war die Geschichte für ihn zu Ende. Auch nach dem Ersten Weltkrieg ist es vielen Kriegsteilnehmern und Opfern so ergangen. Sie haben diesen Teil ihres Lebens vor anderen und vor sich selbst verschlossen. Ein Aufarbeiten im Sinne einer seelischen Entlastung gab es nicht und sollte es auch nicht geben. In der Nachkriegszeit wurde natürlich auch viel verschwiegen, aber das war dann ein bewusstes Vertuschen und nicht ein ganz persönliches Verarbeiten – es war vielmehr ein Vergessen-Wollen, aber das ist kaum einem wirklich gelungen. Irgendwann holen einen die Erlebnisse wieder – manchmal kurz vor dem Tod.

Es gibt einen weiteren Aspekt, bei dem das sogenannte Aufarbeiten oder gar ein bewusstes Noch-einmal-Erleben, zur Falle gerät. Weil der Ausbruch der Depression häufig so unerklärlich ist, während er bei manchen Menschen geradezu zwingend erfolgen müsste, suchen die Betroffenen nach Gründen, und weil die noch immer nicht eindeutig auszumachen sind, gerät diese Ursachenermittlung häufig auf die schiefe Bahn der Schuldzuweisung. Da bieten sich zuerst einmal die Eltern an, dann die Geschwister und die Großeltern, Lehrer, Institutionen oder sportliche Misserfolge. Auch wenn gewisse Lebensereignisse oder Begegnungen verstörend gewesen sein mögen – auch über lange Zeit –, so ist dennoch keineswegs erwiesen, dass sie auch zwingend für das

Entstehen der Depression verantwortlich gemacht werden können. Der vermeintliche Blitzableiter einer Schuldzuweisung hat dann häufig zur Folge, dass der Betroffene in eine Agonie fällt, aus der er meint, sich nicht selbst befreien zu können, steht er doch unter dem Bann einer nicht aufzubrechenden Macht. Es geht aber in der Depression nicht darum, Schuld aufzudecken, um sich in der eigenen Lebenssituation zu entlasten und der Verantwortung zu stellen, sondern darum, das eigene Kranksein in der Depression zu akzeptieren und alles zu tun, um sich möglichst schnell aus den Fängen des seelischen Leidens zu befreien.

Die Beweislage in der Depression ist stets dünn, so dünn, dass es wie in einem Gerichtsprozess nie zu einer Anklage oder gar Verurteilung kommen würde. Es gibt entlastende ebenso wie belastende Lebenseinflüsse, ob sie in einer Depression münden, ist nicht vorhersehbar. Gäbe es nicht sonst längst eine »Seelenspiegelung« als gesundheitliche Vorsorgemaßnahme, so wie es die zu Recht dringend empfohlene Darmspiegelung gibt? Es gibt sie nicht, so wie das Depressions-Gen noch nicht nachgewiesen wurde. Die Depression bleibt ein Geheimnis, was aber nicht heißt, dass wir ihr hilflos ausgeliefert wären.

Bei jeder gründlichen ärztlichen Untersuchung steht am Anfang die Anamnese – altgriechisch: Erinnerung –, also die systematische Befragung nach den aktuellen Beschwerden, der gesundheitlichen Vorgeschichte sowie des genetischen Risikos des Patienten. Auf die Anamnese erfolgen die gründliche Untersuchung bis zur Verdachtsdiagnose, die Differenzialdiagnostik und schließlich das Erarbeiten eines Behandlungskonzeptes. Dieser Routineablauf kann einige Minuten, Stunden oder auch einige Tage dauern, aber selten länger. Bei Akuterkrankungen oder nach schweren Verletzungen muss dagegen zuerst einmal sofort ärztlich kompetent und entschlossen gehandelt werden, alles andere hat in solchen dramatischen Situationen Zeit.

In der Depressionsbehandlung stellt sich die Situation anders dar: häufig eine zermürbend lange, sehr lange Anamnese – die eigentlich keine ist –, dann eine unscharfe Diagnostik und schließlich eine sich oft über Jahre hinziehende Behandlung mit Namen Psychotherapie mit offenbar frei interpretierbaren Konzepten, die einer Wirksamkeitsprüfung im Einzelfall nur in seltenen Fällen standhalten. Wenn der Begriff »Psychotherapie« endlich ernst genommen würde, nämlich als Verpflichtung zur selbstverantwortlichen Lebensführung des Patienten im Sinne einer Lebenslehre, dann wäre viel gewonnen, vor allem Lebenszeit für den an Depression Erkrankten. Nicht nur in der Chirurgie wird die Verweildauer der Patienten im Krankenhaus permanent verkürzt, auch andere ärztliche Disziplinen haben längst den positiven Effekt der Selbstverantwortung des Patienten im Genesungsprozess therapeutisch umgesetzt, nur die Psychotherapie hat hier keine Erfolge zu vermelden – sie hat aber traditionell eine starke Lobby im Gesundheitswesen. Wer will sich in der Politik schon anmaßen, über das Phänomen Seele zu befinden, da doch noch nicht einmal der Nachweis ihrer Existenz erbracht ist? Und wenn der Therapeut – ob Psychiater oder Psychologe – nach Jahren sagt, dass die Behandlung des Patienten gescheitert sei, dann nicht weil etwa der Therapeut eine Reihe von Fehlern gemacht hat, sondern weil der Patient behandlungsresistent gewesen sei.

Die Vorstellung, dass eine Vergangenheitsbewältigung in der Depression nicht nur hilfreich, sondern zwingend erforderlich sei, halte ich längst für überholt. Für den Patienten aber geradezu unerträglich ist die lange Wartezeit zwischen den Therapiesitzungen – der typische Rhythmus heißt ein Termin pro Woche. In dieser Zeit ist der Kranke nun aufgefordert, sich über seine Situation, seine Vergangenheit und seine Zukunft Gedanken zu machen. Wie soll das gehen? Meist verfliegt bereits nach wenigen Stunden der Wirkeffekt der Therapiestunde, und danach dreht sich dann schon bald wieder der zermarternde Strudel von Selbstzweifeln und Ursachenforschung mit immer denselben Gedankenschleifen – nur wer diese Qual selbst erlebt hat, weiß, wie verzweifelt die Depressionskranken in den Intervallen zwischen den Behandlungsterminen sind, wie sie sich einen Therapieerfolg wünschen, für den sie alles zu geben bereit wären. Und dieses Schema soll ein therapeutisch sinnvolles Konzept sein, nur weil Freud auch nach bald 100 Jahren noch immer mit erhobenem Zeigefinger und strengem Blick die Psychoszene beherrscht? Wann haben Psychiater und Psychologen endlich den Mut, sich von dem sinnlosen Ballast längst überholter Therapiekonzepte zu befreien? Bisher tun dies nur die Scharlatane mit teuren Heilsversprechungen, was nur zeigt, wie verzweifelt Menschen sind, die sich in der Therapie derart allein gelassen fühlen.

Es ist beschämend mitansehen zu müssen, wie sich die Therapeutenzunft mit fadenscheinigen Argumenten gegen neue Behandlungsverfahren wie internetgestützte Therapieformen wehrt. Andere Länder in Amerika und Europa sind da längst sehr viel weiter. Haben die Standesvertreter hierzulande Angst vor der elektronischen Konkurrenz, fürchten sie, dass es über den Umweg der elektronischen Medien zu einer effektiven Qualitätskontrolle eines jeden einzelnen Therapeuten kommen könnte, so wie sich Lehrer schon jetzt einer öffentlichen Bewertung ihrer Leistung durch die Schüler stellen müssen? Auch wenn es bei diesen meist anonym abgegebenen Bewertungen einzelner Personen unschöne Entgleisungen von rachsüchtigen Schülern gibt, so ist das Prinzip einer Leistungsbewertung dennoch ungemein hilfreich und für all diejenigen, die sich in ihrer Profession als Lehrer engagiert Mühe geben, auch hochmotivierend. Leistung muss sich wieder lohnen – damit wirbt die Politik für mehr Engagement im Berufsleben. Der Lohn, der hier gemeint ist, soll eindimensional allein in Geld ausgedrückt werden. Wichtiger wäre es, darauf hinzuweisen, dass das, was nichts kostet, häufig in der Motivation sehr viel wirkungsvoller ist: Anerkennung, Lob und Wertschätzung.

Niedergelassene Psychotherapeuten, mit denen es ja der nicht-stationäre Patient in der Regel zu tun hat, sind bisher in derselben Situation wie die Lehrer: sie sind Einzelkämpfer, die so gut wie keiner Kontrolle unterliegen. Man hat daher manchmal den Eindruck, dass sich die Therapeuten in ihrer Selbsteinschätzung schon genug sind und einer gleichsam öffentlichen Bewertung ihrer Arbeit nur zu gern aus dem Wege gehen. Welche Selbstüberschätzung!

Dass die Praxen vieler Therapeuten überfüllt sind, hat nichts, gar nichts mit ihrer Qualität zu tun, sondern allein mit dem übergroßen Mangel an Therapieplätzen. Daran wird sich so lange nichts ändern, wie Vergangenheitsbewältigung ebenso honoriert wird wie andere, sehr viel effizientere Behandlungskonzepte. Die Zukunft in der Depressionsbehandlung liegt nicht auf der Couch, sondern im Internet. Je eher hier seriöse Programme für die Patienten angeboten werden, desto besser ist es für die unter Depression leidenden Menschen. Es geht jetzt darum, starre Standesregeln aufzubrechen und Mut zu beweisen. Es geht auch darum, dass die Therapeuten sich der Verantwortung stellen und nicht länger Entwicklungen mit fadenscheinigen Argumenten und dubiosen Studien mit Kleinstgruppen ins Feld der Fachorgane schicken, um eine mögliche therapeutische Revolution so lange wie möglich hinauszuschieben. Es wäre für alle Beteiligen sehr viel sinnvoller, wenn sich Therapeuten endlich einer offenen und zielorientierten Diskussion stellen würden, als sich hinter den Mauern der Standesregeln zu verstecken.

Der gesamte Medizinbetrieb in Deutschland ist, wie das Militär, hierarchisch organisiert. Jede Position wird mit den Klauen verteidigt, jede erreichte Hierarchiestufe zur Festung ausgebaut, um sich gegen die Angriffe neidischer Kollegen bestmöglich verteidigen zu können. All das kostet viel Kraft, die besser konstruktiv im Sinne der Patienten und ihrer Behandlung eingesetzt würde.

Selbstüberschätzung und Arroganz in der Therapeutenzunft werden aber – seit Jahrhunderten ein nur zu häufig missbrauchtes Kampfmittel der Schreib- und Wissenskundigen – auch schlicht und einfach durch das unterschiedliche Kräfteverhältnis von Patient und Therapeut befördert. Schwache Charaktere sonnen sich gern in ihrer temporären Überlegenheit und verlieren nicht selten jeden moralischen Anstand. Die Götter in Weiß sind längst abgesetzt – sie haben es selbst zu verantworten. Die Therapeutenzunft meint starrköpfig, dieses Schicksal für den eigenen Berufsstand noch abwenden zu können. Aber da irrt sie. Schon den bald zu erwartenden ersten Angriff aus dem Internet wird sie nur mit heftigen Blessuren überstehen.

Angehörige: Keine Scheu vor Therapeuten!

Begegnungen von Angehörigen mit Therapeuten werden häufig als problematisch empfunden – in der Erwartung ebenso wie in der Rückschau. Die Gründe sind vielfältig, die Tatsache an sich aber wirft ein kaltes Licht auf die Therapeuten. Kommt es irgendwann zu einem Treffen, dann sind die Gespräche häufig zeitintensiv, für die einen immer noch zu kurz, weil Angehörige zu wenig über die Depression wissen, oft vom Krankheitsgeschehen völlig überrascht sind, sich hilflos erleben, aber oft genug auch, weil sie sich von den Kranken zurückgestoßen oder gar manipuliert fühlen. Dieses Geflecht aus den für sie so geheimnisvoll anmutenden neuen Seiten der bisher so vertrauten Person wollen sie erklärt bekommen, sie erhoffen sich schon beim ersten Gespräch befreiende Handlungsanweisungen und natürlich eine entlastende Begründung, ob vielleicht sie selbst sogar das Problem sein könnten. Aber so weit wagen sich die meisten in einer ersten Begegnung mit dem Therapeuten gar nicht vor. Wird ein solches Gespräch als zu kurz empfunden, bleibt Enttäuschung und Unverständnis zurück. Was alles hätte noch angesprochen werden müssen! In ihrem Selbstverständnis des beobachtenden Seelenanalysten machen es die Therapeuten den Angehörigen oft nicht gerade leicht, das Gespräch in Gang zu halten. Schnell fühlen sich diese in ihrer Not und Orientierungslosigkeit alleingelassen. Sie erwarten Antworten, erhalten aber nur vage Bruchstücke an Einschätzungen. Warum können Therapeuten in einer solchen Begegnung nicht einfach einmal Mensch sein und sich in die Rolle des Angehörigen hineinversetzen, Zuversicht ausstrahlen, Mut machen, um Verständnis werben, den Angehörigen wo möglich in das Geschehen einbeziehen oder auch erklären, warum das gerade in diesem Fall nicht hilfreich wäre?

Ich kenne Therapeuten, die auch mit ihren eigenen Kindern wie mit Patienten umgehen, jedes Verhalten wird gedeutet, jedes Unterlassen gewertet. Auch die Alltagssprache ist durchsetzt von psychologisierenden Floskeln. Ich habe diese Kinder immer bedauert, weil sie gleichsam stets unter einer deutenden Beobachtung standen – Kindheit als therapeutischer Prozess, wenn auch ohne Abrechnungsziffer. Wenn es Therapeuten noch nicht einmal schaffen, im eigenen Familienkreis die Rolle zu wechseln, wie soll ihnen das dann im Umgang mit Angehörigen von Kranken gelingen? Empathie jedenfalls scheint auf dem Lehrplan im Studium von Psychiatern und Psychologen keinen besonderen Stellenwert zu haben.

Jede ärztliche Fachrichtung versucht die Unterstützung der Angehörigen eines Kranken zu nutzen – emotional und mental. Voraussetzung allerdings ist, dass die Ärzte in der Lage sind, sich auch Zeit für die Angehörigen eines Patienten zu nehmen. Das ist am ehesten in einer Klinik gegeben, in der die als Patienten- und Angehörigenbetreuung aufgewendete Zeit nicht auch sofort in Geld umgerechnet werden muss, wie es aufgrund des wirtschaftlichen Drucks und des weitverbreiteten Wunsches nach Gewinnmaximierung in vielen Praxen der Fall ist.

Natürlich spielt der Zeitfaktor und damit die Frage nach der Honorarmaximierung auch in therapeutischen Praxen eine große Rolle, aber neben dieser nur allzu menschlichen Haltung im Sog einer nahezu allen Branchen inzwischen innewohnenden Haltung, dass aufgewendete Zeit auch immer gleich möglichst viel Geld einbringen soll, stellt sich die Situation bei niedergelassenen Theraputen noch einmal anders dar. Und das zu ihrem eigenen Nachteil, weil sie häufig ein Selbstverständnis pflegen, das eher auf Distanz denn auf zugewandte Nähe setzt. Welch vertane Chance für beide Seiten!

Wir unterscheiden ja ganz bewusst zwischen Ärzten und Medizinern. Wer in der Zunft allein auf den Status des Mediziners setzt, mag in die Forschung gehen, er sollte aber möglichst wenig Kontakt zu leidenden Patienten haben. Der Arzt dagegen setzt – neben aller medizinischen Professionalität – auf den Wirkmechanismus der über Jahrhunderte bewährten ärztlichen Magie. Damit sind allein persönliche Ausstrahlung und Empathie gemeint – und nicht die Scharlatanerie irgendwelcher selbst ernannten Heiler oder psychotherapeutischen Sektierer.

So wie es heißt, dass der Glaube Berge versetzen kann, so vermag auch die Magie eines empathischen Arztes oder Therapeuten den Genesungsprozess eines Patienten auf wunderbare, wenn auch oft unerklärliche, Weise günstig zu beeinflussen. Selbst in der Krankheit sind wir verführbar, das gilt für den Placeboeffekt ebenso wie für den Noceboeffekt.

Die Homöopathen setzen ganz selbstverständlich auf diese Phänomene und erzielen so mit der Kombination aus suggestivem Verhalten, im Blut nicht nachweisbarer Substanzen und praktizierter Empathie große Erfolge. Dass den meisten der verabreichten Mittel der wissenschaftliche Wirkungsnachweis fehlt, mag so manchen Schulmediziner ärgern, aber es zählt nun einmal die Erfahrung: Wer heilt, hat recht.

Dieses Selbstverständnis pflegt natürlich auch die Therapeutenschaft, allerdings weniger mit der Ausstrahlung empathischer Hingabe als mit dem Habitus einer seelenseherischen Überlegenheit, die bewusst den emotionalen Austausch auf Augenhöhe zu vermeiden sucht. Als könnte man in einer dem Patienten wohltuenden Umarmung nicht gleichzeitig die nötige therapeutische Distanz wahren. Haben Therapeuten Angst vor zu viel Nähe und scheuen sie gar den situativ oft so hilfreichen Körperkontakt?

Immer wieder höre ich von depressiv erkrankten Menschen, dass sie vom ersten Tag der Therapie an und dann über Monate dem Therapeuten ganz allein in all ihrer Einsamkeit und Verlassenheit ausgesetzt sind. Sie werden auch nicht aufgefordert, alles zu tun und die Nächsten zu bitten, auch von dritter Seite ein wenig Licht in das Dunkel der Depression zu bringen. Wer als Therapeut sein fragwürdiges Behandlungsprogramm pflegt, dass die Depression allein und ausschließlich ein sich selbst und die seelischen Probleme des Patienten erklärender Prozess sei, spielt mit der Lebenszeit der Schutz suchenden und ausgelieferten Menschen. Er spielt aber auch mit der Sorge und der Betroffenheit der Angehörigen, wenn er sich einem klärenden Gespräch aus vermeintlich therapeutischer Notwendigkeit entzieht.

Patienten ebenso wie nahe Angehörige können mit der Wahrheit über den Krankheitszustand des Patienten stets besser umgehen als mit dem Schwebezustand der Ungewissheit und des Ausgeschlossenseins. Die Therapie einer Depression ist kein demokratischer Findungsprozess mit gleichem Stimmgewicht, sondern vielmehr ein Behandlungsverfahren, das jeden nur möglichen Aspekt der Beteiligten einzubeziehen hat. Die Einschätzung und Bewertung der unterschiedlichen Informationen, der biografischen Hintergründe und der Lebens- und Verhaltensgewohnheiten ist aber dann irgendwann allein dem Therapeuten zu überlassen, er trägt die Verantwortung des Behandlungserfolges und die kann ihm niemand nehmen. Er muss sich dann aber auch am Behandlungserfolg messen lassen – inhaltlich und zeitlich.

Natürlich verbitten sich manche Patienten jedweden Kontakt des Therapeuten zu ihren Nächsten, aber allein das ist schon Grund genug, gerade dieses eindeutig ablehnende Verhalten zu hinterfragen. Würden wir als Patienten vor einer kleinen ebenso wie einer großen Operation den Ärzten den Einblick in die gerade erhobenen Laborwerte verbieten? Angehörige und Freunde können solche Laborwerte des Lebens sein und je schneller die Depression eines Menschen in Ausprägung und Einfluss auf das soziale Gefüge des Patienten interpretierbar ist, umso zielgerichteter kann die Behandlung erfolgen. Für den Kranken zählt in seiner Verzweiflung jeder Tag – wirklich jeder, der ihn zumindest einen kleinen Schritt in Richtung Zuversicht weiterbringt, und sei es durch die positive Wirkung eines Placeboeffektes. Was kann das sein? Es ist so einfach: Es geht um das An-die-Hand-Nehmen eines Depressionskranken, der vorübergehend den lebensbefördernden Kontakt zum eigenen Ich, zu dem Selbstverständnis und dem Selbstwert als autonomes Wesen, als wertvoller Mensch verloren hat.

Das gängige therapeutische Ritual sieht anders aus. Der

Patient soll aus eigener Kraft und bestenfalls mit medikamentöser Unterstützung zur gewohnten Lebenskraft zurückfinden – wenn er denn das Privileg hat, von einem Psychiater behandelt zu werden und nicht von einem Psychologen, der im biografischen Brandfall noch nicht einmal den medikamentösen Feuerlöscher betätigen darf, sondern erst den Weg der Überweisung an den Facharzt für Psychiatrie oder in eine psychiatrische Klinik bahnen muss, was für den behandelnden Psychologen stets ein schwieriger Akt ist: das Eingeständnis seiner therapeutischen Hilflosigkeit. Jeder von uns tut sich schwer in der Akzeptanz, mit dem eigenen fachlichen Latein am Ende zu sein, aber nur wenige tragen dabei wie Therapeuten die Verantwortung für das Leben eines Menschen, der schmerzhaft erkennt, dass ihm sein Gegenüber nicht mehr helfen kann. In solchen Situationen besteht Lebensgefahr!

Wer einmal als Depressionskranker diese Erfahrung machen musste, versteht zu Recht unser schwächelndes Gesundheitssystem nicht mehr. Wenn die Depression der biografische Schwelbrand ist – inklusive starker Rauchentwicklung –, warum kommt dann nicht sofort die therapeutische Feuerwehr? Diesen Zynismus gegenüber der lebensgefährlichen Krankheit Depression erleben Hunderttausende jeden Tag. Sie sind Bittsteller, die sich in die lange Schlange der Hilfesuchenden einreihen müssen, als ginge es um den nächsten freien Platz auf der Entspannung verheißenden Massagebank in einer Wellnessoase.

Die meisten Angehörigen können sich vom seelischen Leid des Kranken kein wirkliches Bild machen. Und sie werden in ihrer Umgewissheit, ihrer Einschätzung, Fehleinschätzung und in ihren Vorurteilen jeden Tag darin bestärkt, dass es sich ja bei so geringer fachlicher Aufmerksamkeit gegenüber der Depression vielleicht doch nicht um eine wirklich ernste Erkrankung handelt. Die Depression ist zwar nach der Selbsttötung immer wieder einmal ein medienwirksames Spektakel, das aber wegen seiner sprengstoffartigen Brisanz nie zu einer wirklichen Neubesinnung in Psychiatrie und Psychologie führt. In allen anderen medizinischen Fachrichtungen gibt es sehr wirkungsvolle Medienkampagnen, die entweder um Aufklärung, um Vorsorge, um Forschungsmittel und vor allem um mitfühlende Akzeptanz unserer Gesellschaft werben – viele davon mit überwältigendem Erfolg.

Mit der von mir initiierten Stiftung Deutsche Depressionshilfe hatte ich genau diesen Effekt im Blick. Mit großzügiger Unterstützung engagierter Freunde wurde viel Geld für diese Idee gespendet, es gab erste Erfolge in der öffentlichen Akzeptanz der Stiftung. Vieles war geplant, vieles hatte bereits die notwendigen Konturen einer erfolgreichen Kampagne im Sinne der Menschen, die so furchtbar unter Depressionen leiden.

Ich habe versucht, mein Bestes zu geben, um im Rahmen dieser Stiftung alles zu tun, um den Patienten, den Angehörigen und den engagierten Therapeuten, also all denen, die das Krankheitsphänomen Depression wirklich verstanden und verinnerlicht haben, eine Plattform zu schaffen.

Sehr bald begann sich abzuzeichnen, welche Brisanz eine solche Stiftung haben würde – fachlich, politisch sowie in der Innen- ebenso wie in der Außenwirkung. Und plötzlich wurden von den fachlich-therapeutischen Beteiligten Besitzansprüche angemeldet, die der Sache massiv geschadet haben. Biografische Eitelkeiten waren sehr schnell so viel dominanter als das gemeinsame Vorantreiben dieser so vielversprechenden Stiftung, dass ich mich irgendwann einer Phalanx von Gegnern gegenübersah, die allein ihre eigenen biografischen Karriereinteressen durchsetzen wollten, anstatt sich ehrenamtlich dieser so wichtigen und vielversprechenden Stiftungsidee mit vollem Herzen zu verschreiben.

Wir müssen als Gesellschaft endlich erkennen, dass sowohl der Patient als auch seine Angehörigen eine Macht darstellen. Mit 18 Arztbesuchen pro Einwohner und Jahr – alle Babys mitgezählt – sind wir als Patienten die finanziellen Zuarbeiter der Ärzte und Therapeuten. Muss das eigentlich immer so sein? Ärzte haben mit dem Medium Krankenschein das Alleinstellungsmerkmal, nach außen über gesund oder krank zu entscheiden. Nur zu oft entscheiden sie dabei zum Wohl des zahlenden Patienten und ebenso zur Pflege ihrer Klientel – solange diese Geld in die Kasse spült. All das ging so lange gut, wie die Verantwortung dem Patienten gegenüber größer war als die eigenen Begehrlichkeiten. Diese Zeiten sind aber vorbei.

Menschen, die unter Depressionen leiden, sind geschwächt, in ihrem Selbstwert erschüttert und damit ohne eine wirkliche Stimme, mit der sie sich gegen die verkrusteten Strukturen des Medizin- und Therapeutengeschehens wehren könnten. Es geht mir nicht um Verunglimpfung der Therapeutenschaft, dafür kenne ich zu viele, die großartige Arbeit leisten, schnell, erfolgsorientiert im Sinne des Patienten und frei von allen alten Zöpfen therapeutischer Mumienvorstellungen. Bei ihnen steht die möglichst schnelle Genesung ihrer Patienten im Vordergrund – nichts anderes. Ob mit oder ohne medikamentöse Unterstützung oder gar als primärer Behandlungsansatz, es geht um die erfüllte Lebenszeit des Kranken, der, in seiner Selbsteinschätzung wiederhergestellt, endlich das Leben in seiner ganzen Komplexität wieder wahrnehmen können soll – mit den hellen ebenso wie auch mit den dunklen Seiten.

Generationen von Therapeuten haben ein solches effektives Therapieverständnis als Verbeugung vor der Arbeitswelt missverstanden, sie wollten immer der Selbstfindung den Vorrang geben – unabhängig von der Dauer der Therapie. Diese Haltung erklärt auch das verkrampfte Verhältnis zu den Angehörigen und im Gegenzug das der Angehörigen zu den Therapeuten.

Angehörige, Lebenspartner und Freunde sehnen sich nach nichts mehr als nach einem unverkrampften Umgang mit dem Therapeuten. Sie sehnen sich nach empathischer Zuwendung und Aufklärung. Wenn sie einen Part in der Betreuung des Kranken übernehmen wollen, dann sollen sie das auch dürfen – ein guter Arzt und Therapeut hat hier keine Berührungsängste. Die Angehörigen müssen wissen, dass ihr Interesse am Wohlergehen des Patienten ganz selbstverständlich ist. Sie sollten sich nicht von irgendwelchen Floskeln über Datenschutz und Patientenrecht abschrecken lassen. Natürlich gibt es die enervierenden Angehörigen, die meinen, sie müssten mit ihrem Halbwissen permanent am therapeutischen Prozess beteiligt werden. Aber diesen Angehörigen einfach aus dem Weg zu gehen, sie nicht vorzulassen oder mit sphinxhafter Undurchdringlichkeit abzuschrecken, ist stets ein Zeichen von Schwäche. Hier heißt es, auf die eigene Professionalität zu verweisen und diese im Sinne einer Fachautorität auch zu leben. Autorität hat man – oder eben nicht.

Jeder gute Arzt ist seinen Patienten und ihren Angehörigen in Verantwortung verpflichtet – das gilt auch für Therapeuten. Je mehr Druck die Therapeutenschaft von Patienten und Angehörigen erfährt, desto weniger kann sie sich den nur zu verständlichen Wünschen ihres jeweiligen Gegenübers entziehen. Therapeut sein heißt auch Mensch sein. So manches Mal ist diese Facette ihres Daseins die wichtigste. Psychotherapie ist gelebte Menschseinserfahrung – nicht mehr. Das sollte sich jeder klarmachen, der Rat bei einem Therapeuten sucht. Je selbstbewusster, desto besser!

Therapeuten: Wann endlich kommt die ergebnisoffene Diskussion über das Rätsel Depression?

Wenn ich hier in der Frage den allgemeinen Begriff des Therapeuten verwende, dann meine ich damit das ganze Spektrum von Psychiatern und Psychologen, die sowohl in der angewandten als auch in der Grundlagenforschung tätig sind. Verkürzt lässt sich sagen, dass angewandte Forschung stets in dem Sinne ethisch ausgerichtet ist, dass es zuerst einmal um das Wohl des kranken Menschen geht – die optimale Behandlung ist das vorrangige Ziel, das die Medizin in der Forschung immer wieder anspornt, ihr Bestes zu geben. Grundlagenforschung dagegen muss nicht unbedingt ethisch gradlinig verlaufen, weil der Wissenschaftler manchmal auf derart spektakuläres Neuland vorstößt, das sich noch keiner Ethikkommission stellen musste, und ob das, was sich als Forschungsneuland auftat, auch wirklich betreten werden sollte, ist noch eine ganz andere Frage. Als Stichworte seien die Stammzellenforschung und das menschliche Klonen angeführt.

In der Depressionsforschung sind wir von solchen spektakulären Aussichten und Ergebnissen weit entfernt und es muss die Frage erlaubt sein, warum das so ist. Im Rahmen meiner Tätigkeit als Vorstandsmitglied der Stiftung Deutsche Depressionshilfe hatte ich angeregt, einen Forschungspreis auszuloben, der sowohl fächerübergreifend besondere innovative Forschungsergebnisse als auch vielversprechende Forschungshypothesen ganz junger Wissenschaftler, Kliniker und niedergelassener Therapeuten zulässt. Gut gedacht, wie ich schon bald in meiner Naivität feststellen musste, aber im hierarchischen Selbstverständnis deutscher Universitäten ist die individuelle Teilnahme eines Forschers nur mit Zustimmung des Chefs und der Nennung der Forschungsabteilung zulässig. Hochinnovative Einzelbeiträge unterliegen also der intellektuellen und wissenschaftlichen Kontrolle. Wenn es dem Chef nicht passt, wird Kreativität einfach ausgebremst. Wie soll da Individualität, wie Genialität des Einzelnen gefördert oder auch nur zugelassen werden? Es gibt die Diktatur in der Wissenschaft – zumindest in Deutschland aufgrund längst überfälliger Strukturen und einer intellektuellen Leibeigenschaft so mancher selbstherrlicher Institutsleiter – mit Beamtenstatus und unkündbar. Wie fatal diese Strukturen für ein dynamisches Fortkommen in der Forschung sein können, musste ich selbst erleben: Alle meine Anregungen wurden als nicht praktikabel abgelehnt. Einige Monate später erfuhr ich dann, dass andere an der Universität sie sich zu eigen gemacht hatten. Nach diesen Erfahrungen würde ich heute lieber mit Krokodilen baden gehen als mit egosüchtigen Forschern.

Wie anders stellt sich die vergleichbare Szene in der Wirtschaft dar. Hat ein Mitarbeiter eines Unternehmens eine patentverdächtige Idee, ist er verpflichtet, diese zuerst seinem Unternehmen anzubieten. Lehnt dieses den Ankauf ab, kann es der Mitarbeiter am freien Markt anbieten. So ist die rechtliche Situation. Nur: Welches Unternehmen wird so dumm sein, einen hoffnungsvollen Mitarbeiter derart zu verprellen, dass es die Übernahme einer vielversprechenden Idee ablehnt? Das Unternehmen wird vielmehr alles daransetzen, das Patentverfahren einzuleiten, und dem Mitarbeiter ein besonders attraktives Angebot machen, das ihn an den zu erwarteten Gewinnen angemessen beteiligt. Dieses Beispiel illustriert die unterschiedlichen Haltungen gegenüber Innovationen, Erfindungen und Forschungsergebnissen. Starre Strukturen aufseiten der universitären Forschung und konstruktive Dynamik in der Wirtschaft, wenn es um Patente geht – sie sind häufig die Grundlage großer wirtschaftlicher Erfolge, wie Prozac und Viagra belegen.

In allen relevanten Bereichen gesellschaftlichen Lebens hat sich zumindest in der westlichen Welt, also außerhalb von politischen Diktaturen, die Erkenntnis durchgesetzt, dass hierarchische Prinzipien überall dort ihre Grenzen haben sollten, wo sie der Sache nicht dienlich sind: in Unternehmen – also dem Schwungrad einer jeden Volkswirtschaft –, in fortschrittlichen Forschungseinrichtungen wie in Amerika, in der zweitbesten Regierungsform, der Demokratie, wie Churchill es formuliert hat, oder in Non-Profit-Organisationen, die sich allein der Sache und im besten Falle der Menschheit verschrieben haben. Der gelegentliche Missbrauch dieser privilegierten Vorsätze – Beispiel UNICEF – spricht nicht gegen das Prinzip. Das Korrektiv verhängnisvoll-starrer Strukturen in der Politik sind freie Wahlen – ein nahezu paradiesischer Zustand im Vergleich zur

Forschungsszene, in der die Fachfürsten so lange als unantastbar gelten, wie sie keine falsche Fahrtkostenabrechnung einreichen oder Daten zum eigenen Vorteil manipulieren.

Oder liegt das Dilemma daran, dass die Psychiatrie und die Psychologie, wenn es um das Krankheitsbild Depression geht, sich bisher gar nicht den zuschreibenden Begriff der wissenschaftlichen Disziplin erarbeitet und verdient haben?

Alle Beiträge in diesem Buch sind das Ergebnis ganz persönlicher Beobachtungen und Erfahrungen. Das wäre für den Buchtitel »Therapeuten im Visier« schon ein ausreichender Fundus. Aber diese »Datenbasis« kann ich – mehr traurig als beglückt – durch Hunderte von Briefen, Mails und Anrufen für mich als zusätzlich sicheres und tragfähiges Fundament betrachten. Ich schreibe nicht als Einzelkämpfer für eine bessere Welt der Patienten im Umgang mit Therapeuten, ich bin vielmehr immer wieder gebeten worden, ihr Sprachrohr zu sein – und je mehr Betroffene sich in Zukunft zusätzlich diesem Selbstverständnis anschließen, desto willkommener ist mir eine solche gedankliche und emotionale Unterstützung.

Ich beobachte das Verhalten von Therapeuten seit vielen Jahren. Einige Marotten innerhalb der Zunft kann ich auch heute noch mit Humor nehmen, andere sind so grotesk, dass sie mir Angst machen. Bedrückend ist auch, wie wenig disziplinenübergreifend die fachlichen Diskussionen geführt werden – wenn sie denn überhaupt stattfinden. Dass Grundlagenforscher und Anwender mit Forschungsinteresse unterschiedliche Wege gehen, ist vollkommen verständlich. Dass sich aber die angewandte Forschung häufig nur in dem Rahmen bewegt, der sich einer gewissen therapeutischen Schule zuordnen lässt, ist der Sache nicht dienlich. Die Tatsache, dass es Universitätsprofessoren und Chefärzte der Psychiatrie gibt, die sich der Forschung verschrieben haben und rühmen, das Burn-out-Syndrom leugnen zu müssen und die Krankheitssymptome allein der Depression zurechnen, wirft ein dunkles Licht auf die Zerrissenheit innerhalb der Therapeutenschaft und lässt mich an der Ernsthaftigkeit eines zielorientierten fachlichen Austausches im Sinne der Patienten zweifeln. Forscher sollten über Inhalte streiten und die Ergebnisse öffentlich machen, nicht aber ihre persönlichen Einschätzungen zum Nachteil der Patienten aussprechen – schon gar nicht, wenn diese genau von diesem Burn-out betroffen sind. Taktlosigkeit, Rücksichtslosigkeit? Meine Materialsammlung ist voll davon. Im Umgang mit Psychiatern und Psychologen hätte ich mir anderes gewünscht – Fairness, Menschlichkeit, wissenschaftliche Offenheit und vor allem: forscherische Neugier.

Ich maße mir nicht an, der angewandten Forschung bahnbrechende Impulse geben zu können, aber in den vielen Gesprächen, die ich mit erfahrenen Depressionspatienten geführt habe, wurde immer wieder deutlich, wie unverstanden sie sich in dem therapeutischen Setting gefühlt haben. Natürlich haben diese Patienten keine normierte Antwort erwartet wie bei der umfassenden Aufklärung und Vorbereitung zu einer Darmoperation, aber es entstand so häufig der Eindruck, dass ein Patient, der sich drei verschiedenen Therapeuten anvertraut hatte, drei vollkommen unterschiedliche Behandlungsansätze erfahren hat. Dabei reichte die Spanne bei einer Patientin von der Empfehlung einer sofortigen stationären Aufnahme in der psychiatrischen Klinik bis zu dem Vorschlag, es doch zuerst einmal mit Akupunktur zu versuchen! Wie kann das sein? Wir sind doch nicht auf dem Basar, wo über Behandlung und Preis erst einmal lang und ausgiebig verhandelt wird. Oder vielleicht doch?

Und wie kann es sein, dass zwei therapeutisch unterschiedlich qualifizierte Behandler – Psychiater und Psychotherapeut – ein und dasselbe Krankheitsbild, die Depression, behandeln dürfen, wobei der eine über das gesamte Behandlungsspektrum einschließlich der medikamentösen Therapie verfügt, der andere aber nur das Wort und einzelne therapeutische Techniken einsetzen darf, die aber auch nur verbal angewendet werden? Wenn sich dann zwischen den unterschiedlichen Disziplinen auch noch Neid und Missgunst dazugesellen, dann ist ein ergebnisoffenes Gespräch im Sinne der Fortentwicklung einer medizinischen Disziplin nicht mehr möglich.

Wer einen verdeckten Wasserrohrbruch im Hause vermutet, wird nicht nach einem Wünschelrutensucher rufen, sondern nach einem Klempner, wer seinen Porsche in die Werkstatt bringen muss, sucht eine auf, die sich auf Porsche spezialisiert hat. Wer dagegen dringend einen Therapeuten braucht, muss sich im Wesentlichen auf sein Glück verlassen. Wer bei stabiler Gesundheit ist, mag dieses Glücksspiel interessant finden, wer dagegen in seelischer Not ist, hat für solche Merkwürdigkeiten nur wenig Verständnis.

Es gibt Ergebnisse aus der Versorgungsforschung, die belegen, dass erfolgreiche Kampagnen die Suizidrate in einer Großstadt erheblich vermindern können: durch intensive Aufklärung. Solche Kampagnen sagen aber noch nichts Positives für den Einzelnen aus, der an Depressionen leidet, belegen aber, dass es durch spezifische Maßnahmen gelingen kann, Menschen von ihrem Todeswunsch abzubringen. So sehr diese Maßnahmen zu begrüßen sind, so ist die Aussage doch etwa vergleichbar mit der Erkenntnis: Je mehr Feuerlöscher es in einem Haus gibt, desto geringer ist die Brandgefahr. Die Folge ist, dass jetzt jeder Haushalt über Brandmelder in Schlafräumen und in Fluchttreppenhäusern verfügen muss. So funktioniert Politik im Verbund mit Feuerwehr und Versicherungswirtschaft.

Leider wird aber in der angewandten psychotherapeutischen Forschung mit ihren etwa 500 Behandlungsverfahren nicht über Präventivmaßnahmen nachgedacht und ebenso wenig ausgesprochen, dass sich der Patient nichts mehr wünscht als eine zügige, effiziente Therapie seines seelischen Problems. Psychotherapeuten verfügen über die Lebenszeit ihrer Patienten wie einst Gutsherren über ihre Leibeigenen. Auch die konnten sich nur durch Flucht entziehen – und das stets mit äußerst ungewissem Ausgang.

Meine Erfahrung ist, dass Therapeuten noch nicht einmal den Dialog mit ihren Patienten wirklich wollen.

Es ist ein beliebtes Spiel unter Kindern auszuprobieren, wie lange der eine dem Blick des anderen standhält. Ein harmloses, aber vielsagendes Spiel. Wenn Erwachsene jemanden länger als zwei Sekunden mit dem Blick fixieren, dann empfinden wir diesen erzwungenen Augenkontakt als unangenehm. Schaffen wir es dagegen, den Blick des anderen auf ein interessantes Objekt wie ein Kunstwerk zu lenken, dann löst dieses durch Blicke formulierte gemeinsame Erleben Wohlbefinden aus, ähnlich der spontanen Einladung, doch gemeinsam einen Kaffee zu trinken. Die einzige Ausnahme ist der fixierende Blick von Verliebten, die nichts lieber tun, als in der euphorischen Situation gespürter Liebe dem anderen so lange wie irgend möglich in die Augen zu schauen. In dem Film »Casablanca« ist der Satz Humphrey Bogarts »Schau mir in die Augen, Kleines« vielleicht die Schlüsselszene. Es ist aber auch ein Satz, der sich bis heute größter Popularität erfreut, wenn es darum geht, exemplarisch einen Ausdruck von großer Sehnsucht und wissendem

Verzicht gleichermaßen zu beschreiben – das Tragische einer sich nicht erfüllen könnenden Liebe. Schau mir noch einmal in die Augen.

Im Sprachgebrauch gibt es die Floskeln »Wenn Blicke töten könnten«, »wenn Blicke sprechen könnten«, man sagt auch, dass der Blick eines Menschen verletzend ist, und natürlich gibt es den wohlwollenden Blick, den fürsorglichen und den gütigen ebenso wie den kritischen Blick. Der erste Blickkontakt kann die Basis einer großen Liebe sein. Diese wenigen Beispiele zeigen, welch enormes Bedeutungsspektrum der Augenkontakt zwischen zwei Menschen aufweist.

Hat die therapeutische Zunft niemals über dieses Phänomen nachgedacht? Warum setzt sie bis heute das starre Fixieren als Waffe gegen den wehrlosen Patienten ein? Zwei Sekunden – oft mehr –, die einen Patienten aller Kräfte berauben können. Ist es wirklich so schwer, sich von diesem unangenehmen Ritual zu befreien? Ist es so schwer, den Blickkontakt zuerst einmal auf Dinge zu lenken, die zwischen Patient und Therapeut Vertrauen schaffen? Blicke, die nicht Scham über das vermeintlich eigene Versagen in der Depression provozieren, sondern den Blick auf das Mögliche lenken? Seinem Therapeuten in die Augen schauen zu wollen ist der größte Beweis eines Patienten für eine akzeptierte Therapie.

So wie kämpferische Patienten in den 80er-Jahren mithilfe der Medien die Medizingötter in Weiß entthront haben, so ist es dringend an der Zeit, dass die Millionen von depressiv erkrankten Menschen sich Gehör verschaffen und endlich die vielen Missstände von Unterversorgung bis Scharlatanerie aufgedeckt und angeprangert werden. Depressionspatienten sind zwar häufig temporär wehrlos, aber gerade deshalb bedürfen sie einer besonders feinfühligen, empathischen Behandlung. Und: Sie müssen endlich spüren und erfahren, dass sie sich auch dadurch ernst genommen fühlen können, dass mehr Gewicht auf Grundlagen- und angewandte Forschung gelegt wird.

So wie in diesem Land der Bildung junger Leute politisch und finanziell keine wirkliche Priorität beigemessen wird, so ist es auch in der Depressionsforschung. Daran haben auch medienwirksame Ereignisse im Zusammenhang mit der Depression nichts geändert. Hochrangige Politiker standen zwar an den oft theatralisch dargebotenen Särgen, hielten salbungsvolle Reden, aber nicht einmal eine solche Konfrontation mit dem gewaltsamen Tod von eigener Hand hat in den Köpfen etwas bewirkt. Die oft todbringende Krankheit Depression soll im Bewusstsein der Öffentlichkeit keine wirkliche Prägnanz hinterlassen. Die Gesellschaft handelt vorsätzlich nach dem St.-Florians-Prinzip und ihre Handlanger sind die Therapeuten.

Muss es wirklich erst zu weiteren grausamen, spektakulären Todesfällen von eigener Hand kommen, damit wir alle aus unserer wohlgefälligen Schläfrigkeit aufwachen? Von der Öffentlichkeit können wir Anteilnahme und medienwirksame Unterstützung erwarten – die kann ich garantieren. Ich weiß aber auch, dass es bei den jungen Ärzten und Therapeutenanwärtern mit der Ausbildung zum Psychologen gärt. Und wenn diese ihre oft despotischen Chefs entmachten könnten, sie würden es tun.

Diese Nachwuchsgeneration wird den ergebnisoffenen Fachdiskurs einfordern und den Austausch mit Depressionspatienten suchen und ausbauen. Die meisten Potentaten spüren irgendwann, dass ihre selbst gewählte Festung den Waffen des Geistes und der Überzeugung nicht standhalten wird. Sie fliehen ihren Machtbereich und wenn sie Glück haben, finden sie auch weiterhin das Asyl der Menschlichkeit ihrer Umgebung. Aber dann sollten sie frei von Überheblichkeit und auch einsichtig sein. Schuld wäre ein zu hartes Urteil.

Ist all das nur ein fantasievolles Wunschprofil? Nein, es ist ein Hilfeschrei im Sinne all derer, die so furchtbar unter Depressionen leiden und verzweifelt auf Hilfe warten.

Mein Wunschtherapeut: Ein Profil

Seit Kurzem wohne ich in einem alten Haus, Baujahr 1920. Jetzt gab es gerade – offenbar zum ersten Mal – ein ernstes Problem mit der Elektrik. Ein Nachbar, der in einem Haus mit demselben Baudatum lebt, riet mir: »Sie brauchen einen guten Elektriker.« Er sollte mindestens 45 Jahre alt sein, über viel Erfahrung in der Sanierung alter Häuser verfügen und auch schon einmal hier bei uns in der Straße, wo die Häuser alle aus den 20er-Jahren stammen, gearbeitet haben. Er nannte mir den Namen einer Elektrikerfirma, die auch bei ihm seit Jahren die typischen Mängel der Häuser aus dieser Zeit mit großer Kompetenz behoben hat. Es war eine gute Empfehlung: Die defekte Leitung hätte auch schnell einen Brand auslösen können – so viel verstehe auch ich von elektrischen Leitungen und ihren Verschleißerscheinungen. Der Handwerker, der kam, war um die 50, er sah sich die Verteilung an, prüfte die defekte Leitung und sagte, was jetzt zu tun sei. Die zwingend notwendigen Maßnahmen, die er vorschlug, haben mich überzeugt. Wir besprachen den Arbeitsaufwand, die erforderlichen baulichen Maßnahmen, den notwendigen Zeitrahmen und die Kosten, die anfallen würden. Ich habe dann einen Tag über sein Sanierungskonzept unseres Leitungssystems nachgedacht, habe Nutzen und Kosten in Relation gesetzt und den Auftrag erteilt.

Innerhalb von fünf Stunden – viel schneller als gedacht – waren zwei neue Kabelstränge eingezogen, die elektrische Verteilung auf einen guten technischen Stand gebracht – alle Stromkreise funktionieren problemlos und ich kann wieder ruhig schlafen.

Was lässt sich aus dem Geschehen auf die Therapeuten übertragen? Es sind die drei Säulen, die das Fundament jedes Handwerks- und Heilberufes ausmachen: fachliche Kompetenz, Erfahrung und Vertrauen.

Schopenhauer hat gesagt: »Die Freunde nennen sich selbst aufrichtig, die Feinde sind es.« Ich bin kein Feind der Therapeuten, aber ich versuche in allen Kapiteln dieses Buches aufrichtig zu sein, ich schone niemanden, will aber auch niemandem schaden – das brächte uns nicht weiter. Wer mir nach der Lektüre vorwerfen mag, dass ich mit meinen Äußerungen doch nur die Patienten verunsichern würde, denen halte ich vehement entgegen: Wenn ihr, die Therapeuten, nur in der Lage seid, höchstens 10 Prozent der euch anvertrauten Patienten, die unter Depressionen leiden, kompetent und nachhaltig zu behandeln, ihr aber 50 Prozent der Patienten so »therapiert«, dass sie sogar Schäden davontragen, dann ist es an der Zeit, den Schleier des vermeintlichen Erfolges der Therapeuten zu lüften – im Sinne aller Hilfe suchenden Patienten. Schließlich trägt ein mittelmäßiger Therapeut sehr viel mehr zur Verunsicherung der Kranken bei als eine vorab geäußerte Warnung: Achtung, habt im Rahmen eurer Therapie immer die dürftige Zahl von 10 Prozent wirklichem Behandlungserfolg vor Augen, Patienten, seid wachsam und kritisch. Und wenn ihr selbst die Kraft nicht aufbringen könnt, euch gegen irgendwelche dubiosen Behandlungsschritte zu wehren, dann schaltet eure Partner, Angehörigen und Freunde ein. Dabei ist zu beachten – das als Vorwarnung! – dass Therapeuten auf Kritik äußert pikiert reagieren, sie sind schnell beleidigt und lassen dann gern ihren Ärger an den Patienten aus, indem sie ihren großen Werkzeugkasten der Verunsicherung einsetzen nach dem Motto: Es ist doch wohl klar, wer in dieser Situation am längeren Hebel sitzt!

Manche Ärzte anderer Fachrichtungen empfinden das Einholen einer Zweitmeinung auch als Angriff auf ihre Kompetenz und reagieren beleidigt, in Therapeutenkreisen ist der Begriff der Zweitmeinung geradezu verpönt – die eine Krähe hackt der anderen doch kein Auge aus. Dass eine derart bornierte Haltung nicht gerade dem kollegialen Austausch und damit dem Patienten dient, ist eindeutig, illustriert aber auch das Verständnis solcher Therapeuten gegenüber ihren Patienten.

Es versteht sich von selbst, dass mein Wunschprofil eines Psychotherapeuten anders aussieht. Das, was einen guten Handwerker auszeichnet, gilt auch für einen Therapeuten: Kompetent, erfahren und vertrauenswürdig soll er sein. Das klingt so selbstverständlich, ist es aber nicht. Unter kompetent verstehe ich nicht allein die ärztliche und psychologische Kompetenz, sondern meine ein Persönlichkeitsbild, das ohne jede pathetische Selbstinszenierung auskommt. Jedwede Form zur Schau getragener Bedeutung ist auffällig und meist auch zweifelhaft. So wie ein guter Künstler es nicht nötig hat, sich als solcher zu verkleiden, so kann ein Therapeut gern ein Bild von sich geben wollen – das tun wir alle –, aber bitte nicht das eines Therapeuten. An dieser Stelle sei eine Verallgemeinerung des negativen Typs des Therapeuten erlaubt: bedeutungsschwerer Bart nach Freud'schem Schnittmuster, die dazugehörige Brille, eine genialisch anmutende Haartracht, lang, kurz, mit Zopf, eine sich selbst karikierende Kleidung oder auch die so gern gepflegten Macken wie starrer Blick, leichtes Entrücktsein oder das beiläufige Spielen mit einem Stein in der Hand als Symbol der Wahrheitssuche. All das kombiniert mit einer exaltierten Wortwahl und Stimmbetonung vom Deklamieren bis zum affektierten Nuscheln weist auf ein Persönlichkeitsdefizit des Therapeuten hin. Warum hat der dieses Spektakel eigentlich nötig?

Nach meinem Verständnis ruht ein guter Therapeut in sich, hat einen offenen, interessierten Blick, lädt spontanemotional ein, ohne fraternisieren zu wollen, ist ernsthaft, ohne bereits das Unheil hinter dem unruhigen Blick des Patienten zu signalisieren, kurz: er ist so und verhält sich so, wie wir selbst andere behandeln, wenn wir frei von Krankheit und Leid sind – unverkrampft und selbstbewusst, ohne jeden Anflug von Überheblichkeit.

Wer unter Depressionen leidet und zum Patienten wird, hat häufig ein erstaunliches Gespür, was die Marotten anderer Menschen angeht, geradezu seismografisch. Wie gern würde er über oder sogar mit seinem Therapeuten über dessen so offensichtliche Spleenigkeit reden, aber das kann er in seiner Rolle des Geschwächten natürlich nicht. Nach seiner Genesung und hoffentlich einem Therapeutenwechsel wird er es aber tun, das ist gewiss. Und er wird sagen: Wie konnte ich nur so lange auf das dürre Rollenspiel dieses Therapeuten hereinfallen!

Äußere Erscheinung und Habitus sind an sich noch keine Beurteilungskriterien für die Qualität eines Arztes oder Psychologen, es sei denn, sie weichen in ihrer Skurrilität zu weit von unseren Erfahrungen im Umgang mit Menschen des eigenen sozialen Umfeldes ab. Skurril oder nicht, entscheidend ist die Wirkung, die ein Therapeut auf sein Gegenüber hat. Der Kellner eines teuren Restaurants, der sich vornehmer gibt als sein Gast, ist ein unsensibler, schlechter Kellner. Aber auch er trägt Verantwortung, nämlich die für den notwendigen wirtschaftlichen Erfolg seines Restaurants. Eine vergleichbare Verantwortung in Habitus, Kleidung und Ausstrahlung trägt der Therapeut: Er sollte ein Menschenfänger sein und nicht wie eine Vogelscheuche wirken. Er muss keinesfalls dem habituellen und modischen Mainstream entsprechen, er sollte vielmehr die wohltuende Sicherheit des erfahrenen Handwerkers ausstrahlen. Der schicke Blaumann mit Namenslabel allein ist noch keine Garantie für handwerkliche Qualität. Die zeigt sich erst im kompetenten Agieren, so wie es der Elektriker bei mir bewiesen hat.

Die Frage, ob Mann oder Frau mein Wunschprofil vom Therapeuten erfüllt, ist nicht leicht zu beantworten. Ich kenne hochkomplex agierende Ärztinnen und Therapeutinnen ebenso wie ihre männlichen Kollegen. Auch in der manchmal skurrilen Selbstdarstellung unterscheiden sie sich nicht, als gäbe es den vereinbarten Kodex des therapeutischen Unisexverhaltens.

Wenn ich von der typischen biografischen Situation eines Menschen ausgehe, der wirklich und ernsthaft einer Psychotherapie bedarf, dann begegnen sich zwei mit ganz unterschiedlichem Kräftepotenzial. Männer sind nun einmal ungern unterlegen, können sich aber in dieser hoffentlich temporären Rolle einem Mann leichter öffnen als gegenüber einer Frau – unabhängig von Alter, Status und erotischer Ausstrahlung. Wie weit jemand seine eigene Intimität mitteilen will, gerade wenn es um sexuelle Fragen geht, muss er selbst entscheiden. Es sollte aber keine therapeutischen Tabuzonen geben, schließlich geht es nicht um Selbstdarstellung sondern um Genesung. Es gibt hochwirksame Psychopharmaka, die als Nebenwirkung eine sehr starke Einschränkung der Libido und der Erektionsfähigkeit nach sich ziehen. Es gibt Alternativen, aber das Phänomen einer erektilen Dysfunktion kann nun einmal nur ein Mann kennen und ich selbst würde mich in diesem Kontext in einem therapeutischen Gespräch mit einem Mann wohler fühlen. Aber das muss jeder für sich selbst entscheiden.

Ich habe die angesprochenen Themen der vermeintlichen Äußerlichkeit bewusst so breit ausgeführt, weil jeder Patient sich in dieser biografisch schwierigen Situation selbst zurechtfinden und wohlfühlen muss, um auch weiterhin an die Sinnhaftigkeit eines Weiterlebens glauben zu können.

Ist die Schwelle des Einstiegs in die Behandlung überwunden, gab es erste kleine Signale der Hoffnung und der Zuversicht, dann bestimmt der zweite Schritt, ob es sich tatsächlich um das von mir zu skizzierende Wunschprofil handelt oder nur um den oft trostlosen therapeutischen Alltag, in dem sich beide Seiten nichts wirklich zu geben haben. Nur: Leiden tut allein der Patient.

Was wünscht er sich und was erwartet er im besten Falle, wenn er überhaupt noch Hoffnung und die Kraft für Erwartungen aufbringen kann? Nur eines, und das so schnell wie möglich: befreit sein von der Verzweiflung und der Hoffnungslosigkeit in der Depression – und ebenso bei jedem anderen seelischen Leiden.

Sein Problem hat ja zwei Seiten: den seelischen Schmerz

auf der einen und das Abgeschnittensein vom Leben auf der anderen. Es geht ihm um Lebenszeit, ob nun in der Jugend oder im Berufsleben, dem er jetzt als Patient nicht mehr angehört, und natürlich um Zukunftsängste – wer hat die heute nicht?

Mein Wunschtherapeut weiß um diese existenzielle Problematik und leitet drei Schritte der Zuversicht ein: die klare Diagnose, das darauf abgestimmte Behandlungskonzept und einen Mut machenden Zeitplan – keine Versprechungen, aber ein abschätzbares Zeitkontingent für die Therapie.

Ist das wirklich zu viel verlangt? Nein, ein klares Nein. Alle medizinischen Disziplinen können heute sehr präzise Aussagen über einen Behandlungsverlauf machen – in der Chirurgie ist der Krankenhausaufenthalt, ob Jung oder Alt, inzwischen genormt. Und wo steht in dieser Planbarkeit die Psychologie und die Psychiatrie? Weit abgeschlagen in zeitlichen Nirwanavorstellungen zweifelhafter Therapieschulen.

Ein guter Therapeut macht keine Gehirnwäsche, um den Kranken möglichst schnell wieder in den Arbeitsprozess zu integrieren – das sind Vorwürfe, die sich längst selbst erledigt haben, aber noch immer in der vermeintlichen Gutmensch-Therapeutenszene herumgeistern.

Mein Wunschtherapeut ist ein guter Handwerker, er wägt Aufwand und Nutzen ab, macht klare Terminangaben, spricht offen über Kosten und das Zeitkontingent vor Ort, also der Seelenheilung, das auch Beeinträchtigungen mit sich bringt. Was anderes ist eine gute Therapeutenarbeit?

Psychologie und Psychiatrie haben im Vergleich zu anderen medizinischen Verfahren und Therapien die geringsten Erfolge aufzuweisen. Das hat schon der Philosoph Karl Jaspers – selbst Arzt in der Psychiatrie zu Zeiten Freuds! – immer wieder mahnend dargelegt: Psychiatrie ist keine Wissenschaft, sondern bedeutet die Zugehörigkeit zu einem Geheimbund. Ist es ein Wunder, dass Karl Jaspers sich dann schon bald folgerichtig der Philosophie verschrieben hat? Für die Psychiatrie hatte er kein gutes Wort mehr übrig.

Mein Wunschtherapeut? Ein Mensch. Ein Mensch, der das Dasein liebt und alles zu tun bereit ist, dass es anderen, die an sich selbst leiden – nichts anderes ist die Depression –, möglichst schnell zu sich selbst und ins Leben zurückfinden.

Ich wünsche mir Therapeuten – Frau oder Mann –, die bereit sind, die Fesseln dogmatischer Therapiekonzepte abzustreifen, vorbehaltlos. Das erlebte Leben des Patienten muss Priorität haben, mit oder ohne medikamentöse Begleitung. Wer Medikamente in der Psychotherapie verweigert, macht sich der Körper- und Seelenverletzung schuldig. Ob es dafür einen Straftatbestand gibt, weiß ich nicht, nur zu gern würde ich ihn einführen.

Noch einmal, mein Wunschtherapeut? Jemand, der bereit ist zu sagen, dass auch er im sokratischen Verständnis nichts wirklich über das Phänomen Depression weiß, dass er aber all sein umfangreiches Wissen zum Wohle seines Patienten einsetzen wird – den ganzen Kosmos des Wirksamen, therapeutisch-ärztliche Magie eingeschlossen. Diese Magie kann sich aber nur entfalten, wenn der Therapeut mit seinem Patienten auf Augenhöhe agiert, also das biografisch-gesellschaftliche Profil seines Gegenüber nicht nur kennt, sondern es auch akzeptiert. Wer scheinbar über alle guten Gaben des Lebens verfügt, kann ebenso therapiebedürftig sein wie jemand, der mit seinem Auskommen hadert. Viele Therapeuten haben Vorbehalte gegen die seelischen Wunden reicher Patienten. Wer die unterschwellige Ablehnung seines Therapeuten gegenüber seiner seelischen Not spürt, sollte sich nicht scheuen, den Therapeuten zu wechseln. Niemand in der Therapeutenschaft wird solche Vorbehalte zugeben, aber es gibt sie – Missgunst ist auch bei Psychologen und Psychiatern nicht unbekannt.

Ich habe das Glück, wieder gesund sein und handeln zu können. Was anderes ist Leben? Ja, für mich heiligt das Leben die eingesetzten Mittel – das ist die Maxime, die ich von einem Wunschtherapeuten erhoffe. Ist das zu viel verlangt?

Depression im Alter: Wo bleibt die Empathie?

Gerade einmal 60 Jahre alt, maße ich mir keine Erfahrung mit der Depression im Alter an. Mit gefühlt jüngeren Lebensjahren aber schaue ich auf meine Elterngeneration, von der ja noch viele leben – heute alle älter als 80, einige sogar weit über 90.

Es gibt die faszinierenden alten Menschen, die noch immer ihren Beruf ausüben – Künstler, Unternehmer, Schriftsteller und die vielen, die begeistert Ehrenämter bekleiden – und keinen Tag mit ihrem Dasein hadern. Ihnen erspart das Schicksal den Selbstzweifel und sie hatten das Geschenk der Natur, bis ins hohe Alter lebenswichtige Aufgaben übernehmen zu können – ob selbst gewählt oder übertragen, ist gar nicht wichtig. Es gibt das glückliche Alter und den unbedingten Lebenswunsch, so lange wie möglich hier in dieser Welt zu bleiben. Wie aber verhält es sich mit der Großzahl betagter Menschen, die das Leben als Last empfinden, weil sie jeden Tag vor der Frage des Warum stehen, die keine fordernden Aufgaben haben als allein die, den Tag zu bestehen? Nun kann man einwenden, dass genau das halt Leben ausmacht – einfach da sein und dem Ende entgegenzuleben. Glücklicherweise ist es ja weder terminiert noch wirklich absehbar. Absehbar war es dann erst wirklich für alle Beteiligten, den Sterbenden und die Angehörigen, als der Pfarrer zur Letzten Ölung herbeigerufen wurde. Welche Symbolik! Es ging ja nicht darum, das Ende des Lebens zu besiegeln, sondern vielmehr durch die Salbung von Stirn und Hand noch einmal die ganze Hoffnung in ein Weiterleben zu stärken und die Selbstheilungskräfte zu mobilisieren. Wie hilfreich diese Form der positiven Suggestion sein kann, zeigen uns heute die erstaunlichen Erfolge der Naturheilkunde.

Was den letzten Lebensabschnitt eines Menschen anging, so war er in früheren Zeiten bis ins 19. Jahrhundert durch tägliche Aufgaben determiniert, so wie das ganze Leben, von der Wiege bis zur Bahre. Es war ein Lebensablauf, in der jede Generation ihren Platz und ihre Aufgaben hatte. In den Großstädten gibt es diese Generationenverpflichtung nicht mehr, weil die Generationen räumlich viel zu weit entfernt leben und bestenfalls Aufgaben auf Zeit übernehmen können. Es geht mir nicht darum, in der meist verklärt dargestellten Vergangenheit zu schwelgen, aber das Leben im Generationenverbund ist heute die Ausnahme: wir steuern unaufhörlich auf die Vereinsamung des Einzelnen zu. Der einsame alte Mensch ist schon heute Realität, bei weiter zunehmender Lebenserwartung wird sich die Situation alter Menschen weiter verschlechtern – verbessern jedenfalls nicht, weil es ein Zurück zu den alten Strukturen mit der sehr viel geringeren Lebenserwartung nicht geben wird.

Nun gibt es selbstverständlich keine unmittelbare Kausalität zwischen Alter und Depression. Wir sollten daher vorsichtig sein, die Lebensphase des Altseins vorschnell mit drohender Altersdepression zu assoziieren, sondern uns vielmehr einmal dem Gedanken überlassen, was es bedeutet, alt zu sein und darüber hinaus auch noch einsam, also ohne die unmittelbare und tägliche physische, mentale und seelische Gegenwart der Familienmitglieder und Freunde. Unzählige literarische Zeugnisse belegen, dass diese so gern verklärte Nähe auch zu äußerst dramatischen Konstellationen geführt hat: Überforderung, Überwachung, Über- und Unterlegenheit, Bevormundung und familiäre Tyrannei. Selbst wenn dieses Szenario mehr Regel als Ausnahme war, so war das mitmenschliche Netzt sicher sehr viel enger, als es heute ist. Als Großvater und Patriarch den Kindern und Enkeln das Leben zur Hölle zu machen, konnte ja auch eine Lebensaufgabe sein – und nicht zu selten mit der Folge eines Herzinfarktes nach dem hundertsten Streitgespräch mit dem Rest der Familie. Damals gab es natürlich auch schon Strategien innerfamiliärer Deeskalation. Eine davon war die bauliche Trennung zwischen Hof als Wirtschaftseinheit und Austragshaus für die Eltern, wenn sie aus dem Register der Hofbesitzer ausgetragen wurden, also die Verantwortung auf die nächste Generation übertragen hatten. Auch das wird nicht immer einvernehmlich geregelt worden sein, aber zumindest gab es ein Ritual, das für den notwendigen Abstand zwischen den Generationen sorgte – und wenn es nur einige Meter waren.

Heute ist das Austragshaus – zumindest in den größeren Städten – das Krankenhaus. Dort sterben mehr Menschen als in den eigenen vier Wänden. Ein zynisches Abbild unseres derzeitigen gesellschaftlichen Verständnisses vom Leben bietet der Satz: »Es muss auch ein Leben für die Kinder nach den Eltern geben!« Nur werden die Alten immer älter und so manches »Leben« der Nachfolgegeneration beginnt dann erst mit über 60.

Allerdings muss daraus ja nicht zwangsläufig immer ein Konflikt entstehen. Wenn die Mitglieder der einzelnen Generationen klug miteinander umgehen, dann kann es für alle nur einen großen emotionalen und intellektuellen Zugewinn geben – gleichsam das Geschenk der Erfahrung frei Haus.

Der Schriftsteller und Philosoph Cicero hat vor 2000 Jahren die bis in unsere Tage gültige Schrift »Über das Alter« verfasst. Es ist eine Ode an das Alter, an die Vorzüge, Möglichkeiten und Verpflichtungen. Zitat: »Bei vielen (von den Alten) habe ich (aber) ein Alter ohne Klage kennengelernt; sie bedauerten es gar nicht, von den Banden der Sinneslust befreit zu sein, und sie wurden auch von den Leuten aus ihrer Umgebung nicht verachtet. Doch liegt die Schuld für alle (solche) Klagen beim Charakter, nicht beim Alter. Denn ältere Leute, die gelassen, nicht mürrisch und nicht unfreundlich sind, erleben ein durchaus erträgliches Alter, ein unfreundliches und schroffes Wesen aber macht jedes Alter zur Plage.« Muss man dem noch etwas hinzufügen? Nein, es wäre anmaßend.

Was aber ist mit denen, die nicht in einer derart kommunikativen Gemeinschaft leben, wie es Cicero vergönnt war – trotz aller heute möglichen Vernetzung über Telefon, Handy oder das Skypen? Was ist, wenn die Ansprechpartner fehlen, der tägliche Gedankenaustausch, das tägliche intellektuelle Training, die tägliche Herausforderung, der man sich unbedingt auch im Alter in Bestform stellen möchte – geistig wie körperlich? Dürfen wir von diesen Einsamen tatsächlich die Stärke des selbst gewählten Daseins eines Eremiten erwarten? Wohl kaum. Das Schwungrad des Lebens – Thomas Mann hat einmal die Selbstverständlichkeit unseres täglichen Tuns so benannt – bedarf des stetigen Energieimpulses, so wie der Motor eines Autos: ohne Benzinzufuhr wird er zuerst stottern und dann den Dienst versagen.

Aber woher im Alter jeden Tag den Treibstoff nehmen, der das Schwungrad verlässlich in Gang hält? Seien wir ehrlich: Ist das Ausschlafen am Sonntag nicht deshalb so erquicklich, weil wir einmal der Forderung des Wochentages etwas entgegensetzen können – die Freiheit der Selbstbestimmung? Was aber, wenn der Sonntag wie der Montag ist, wenn es nicht den Pendelschlag zwischen An- und Entspannung mehr gibt, wenn der Rhythmus des Tages nur noch von Hunger und Nichthunger bestimmt ist und irgendwann auch der Appetit abnimmt, gleichsam als Vorbote der Lebensmüdigkeit?

Cicero hatte das Glück, 63 Jahre alt werden zu dürfen. Das war jedoch die Ausnahme, auch wenn einige wenige andere Philosophen seiner Zeit noch älter werden durften. Man muss auch heute kein Philosoph sein – Frau oder Mann –, um freudig gelassen alt zu werden und vor allem zu sein, aber ist es nicht für jeden Menschen ein Geschenk, wenn man noch an dem Schaukeln des Lebens teilnehmen kann und nicht nur zusehen darf, wenn überhaupt? Ein freundliches Wort, eine nette Geste, eine Bitte, eine Aufgabe, die Faszination des Gespräches, der Herzlichkeit, der kleinen, Zustimmung versichernden Berührungen – sind das nicht die Glücksmomente des Tages, die wir uns wünschen, nicht nur im Alter? Im Alter wird es schwerer, sich täglich diesen Treibstoff des Lebens zu besorgen, vor allem dann, wenn die Achtung des Alters nachlässt und die Isolation der alten Menschen zunimmt – da können dann auch keine barrierefreien Gehsteige noch Mut machen, doch auch weiter am Leben teilzunehmen.

Bis etwa zum 50. Lebensjahr empfinden wir das Leben als Goldader, aus der wir nach Belieben schürfen können. Danach spüren wir, dass ohne Investieren die Ausbeute nachlässt. Einige Zeit können wir uns über diesen Lebenszustand hinwegtäuschen, meinen, auf wieder bessere Erträge in der Zukunft setzen zu können, um dann festzustellen, dass es tatsächlich Zeit wird, uns aktiv um den Erhalt unserer Goldmine Leben zu kümmern und in Geist und Körper zu investieren, damit die Erträge aus unserem Wohlbefinden möglichst lange stabil bleiben.

Was aber, wenn wir spüren, dass wir gar nicht mehr investieren wollen oder dass jede bisherige Investition ohne positives Ergebnis geblieben ist? Nicht aus Nachlässigkeit oder Hybris, sondern weil sich keine Möglichkeiten mehr auftun, zu geben und zu nehmen? Stichwort »Einsamkeit«. Einsamkeit ist nagend wie Hunger und Durst. So wunderbar erfrischend ein Glas Wasser in der Hitze ist, so lebensnotwendig ist der Spiegel eines Gegenübers, eines Menschen, der uns der Notwendigkeit des Daseins versichert – in Empathie und ehrlichem intellektuellen Interesse.

Das Alter annehmen zu können, ist für mich nicht allein eine Frage des Charakters, sondern der persönlichen Lebensumstände. Wer täglich von Kindern, Enkeln, Freunden, Nachbarn und Gästen umgeben ist – und nicht nur auf den Postboten wartet –, erfährt das wohltuende Elixier der Geborgenheit, der Sinnhaftigkeit seines Daseins und die Freude, dazuzugehören und unverzichtbarer Antrieb für das große Schwungrad einer lebendigen Gegenwart zu sein.

Es ist hohe Zeit, alten Menschen, denen ihr Dasein als Treibstofflieferant des Lebens versagt ist – aus welchen Gründen auch immer –, liebevoll die Hand zu reichen. Alter ist kein Kausalitätsimpuls für eine Depression. Natürlich gibt es die klassische Depression auch im Alter. Dann müssen wir sie als Gesellschaft ebenso ernst nehmen wie jede Krebserkrankung, an der schließlich die meisten von uns sterben.

Wir dürfen aber nicht länger zulassen, dass nachlassende Vitalität und eine gewisse Lebensmüdigkeit zu den scheinbar typischen Symptomen des Altwerdens gehören – so wie es die betagten Patienten jeden Tag in ihrem Lebensumfeld, in der Familie und der Praxis ihres Hausarztes erfahren.

Alte Menschen sind eine Goldgrube – an Wissen, Erfahrung und Herzlichkeit. Wir müssen nur ein wenig an der Oberfläche kratzen, um Zugang zu den Schätzen zu finden. Wünschten wir uns eines Tages nicht genau das? Menschen, die uns als kostbar wahrnehmen, als interessant und wichtig?

So unglaublich komplex unser Gehirn auch sein mag, so simpel reagiert es doch auf gewisse Impulse. Einer davon ist Belohnung. Tierversuche zeigen immer wieder, wie schnell die Kreatur auf belohnende Reize reagiert, wie sie alle Fähigkeiten einsetzt, um möglichst viele davon in der jeweiligen Versuchsanordnung zu erleben. Ich spreche von Mäusen. Aber verhalten wir Menschen uns etwa anders? Jeder positiv verlaufene Karriereweg basiert auf der Folge immer wieder gesteigerter Belohnungsrituale: Position, Geld, Macht, Einfluss.

Ob wir die Erfolge in der Medizin zur Lebensverlängerung jedes Einzelnen als Geschenk oder am Ende doch als Bürde empfinden, hängt allein davon ab, welchen Belohnungsritualen wir noch im Alltag ausgesetzt sind – und wenn es die eigenen sind. Aber in diese Regionen der Lebensweisheit gelangen wohl nur wenige von uns.

Ich möchte, dass wir uns als Gesellschaft der Verantwortung stellen und dem Alter die Priorität in der Wertschätzung einräumen, die es verdient hat. Atmosphärisch müssen wir das jetzt tun, jeden Tag, denn die demografische Entwicklung wird uns schon bald dazu zwingen – Ausblenden dürfen wir diese statistische Realität nicht länger. Das Stigma Altersdepression wird die Situation nur verschlimmern, weil die große Zahl alter Menschen, denen wir die Teilnahme an einem sinnerfüllten Leben verweigern, uns mit der Keule Demenz, Hilfsbedürftigkeit, teurer medizinischer Versorgung und durch ihre schlichte passive Gegenwart abstrafen werden. Sollte ich eines Tages einer von ihnen sein, dann habe ich hoffentlich noch ein Quäntchen Restlebenskraft, mich für ein würdiges Leben im Alter einsetzen zu können: einem Leben, das nicht nur geduldetes Dasein bedeutet, sondern akzeptierte, geschätzte und notwendige Gegenwart.

Für all das habe ich kein Erfolgsrezept. Aber ich habe meine Eltern erlebt, andere mir vertraute Alte, die mit großer Disziplin jeden Tag ihr Leben ausfüllen wollten, aber wegen mangelnder Impulse von außen – Schwerhörigkeit, Sehschwäche, Gebrechlichkeit, Einsamkeit – von dem Belohnungsritual erlebter Gegenwart sich irgendwann ausgeschlossen gefühlt haben. Dann wird Leben zur Last. Und nicht zu oft zur Qual. Die vielen Suizide im Alter sprechen eine deutlich anklagende Sprache.

Für mich ist jedes Mittel recht, einem alten oder auch nur alternden Menschen die Möglichkeit zu geben, über eine unterstützende Medikation dem eigenen seelischen Schwungrad wieder zu guter Lebenskraft zu verhelfen. Hier sehe ich gerade für die Psychiatrie eine große Daseinsberechtigung durch medikamentöse Unterstützung alter Menschen. Von den Therapeuten muss die Botschaft an die Internisten ausgehen: Wir können helfen und wir können euch zeigen, wie ihr helfen könnt. Alte Menschen und Psychiatrie passen in der Selbstwahrnehmung nicht zusammen. Hausarzt und Internist dagegen sind meist seit Langem schon vertraute Gesprächspartner – ihnen also fällt die Aufgabe zu, die meist nur kleinen seelischen Blessuren ihrer Patienten medikamentös zu verbinden. Nichts anderes macht der Hausarzt bei seinem Patientenspektrum jeden Tag, wenn es um eindeutige Befunde bei somatischen Problemen geht. Aber die Seele? Damit sind die meisten überfordert.

Bei all dem dürfen wir nicht vergessen, welcher emotionale Ballast gerade in Deutschland mit den Wörtern »Psychiatrie« und »Antidepressiva« verbunden wird. Spontane Reaktion so mancher alter Menschen: »Jetzt soll ich wohl zum Erbfall werden. Ich bin aber nicht verrückt!«

Psychotherapie im Alter halte ich für absolut unsinnig – ein anspruchsvolles Buch – Philosophie! –, jede Partie Bridge und Mensch-ärgere-dich-nicht mit den Enkeln sind für das seelische Wohlbefinden zielführender. Aber ein sensibles Heranführen durch Hausärzte, Psychologen und Psychiater an das Phänomen Lebensunlust im Alter und das überzeugende Angebot, medikamentös behutsam helfen, besser: im Sinne von erneuter Lebensfreude begleiten und unterstützen zu können, muss die Botschaft sein. So selbstverständlich, wie nach einer Gallenblasenoperation oder einem frühen Oberschenkelhalsbruch alles getan wird, dass die Patienten schnellstmöglich wieder ihren gewohnten Alltag leben können. Hier ist kompetente Rehabilitation selbstverständlich. Aber bei der gebrochenen Seele verweigern wir diese so unverzichtbaren therapeutischen Maßnahmen zur Wiedereingliederung ins Leben. Dabei wissen wir längst, zu welch enormen Leistungen alte Menschen wieder fähig sind, wenn sie die notwendige Zeit in einer geriatrischen Klinik verbringen konnten. Auch volkswirtschaftlich ist jede Form erfolgreicher Rehabilitation ein Gewinn, aber das scheinen inzwischen so abstrakte Größen zu sein, dass wir sie als Gesellschaft gedanklich lieber ausblenden.

Altersdepression? Diese Zuschreibung eines Menschen ist eine Bankrotterklärung derer, die sie attestieren – in erster Linie für die Hausärzte, vor allem aber für unser Gesundheitssystem. Alte Menschen erbitten Zuwendung. Zuwendung kostet Zeit, eine Zeit, die den Ärzten nicht bezahlt wird. Fassen wir uns doch endlich an die eigene Nase: Wir blenden das Faktum Altern aus, wir schauen weg, weil wir uns so ohnmächtig fühlen. In der eigenen Familie mag es noch das eine oder andere liebevolle Miteinander geben, aber es wird zunehmend die Ausnahme sein, wenn wir nicht endlich kommunikative Strukturen schaffen, bei denen das Prinzip von Austausch und Belohnung im Mittelpunkt steht. Natürlich können wir uns selbst beschenken – Schokolade, Wein, gute Musik –, aber das kleine unerwartete Geschenk des Nachbarn, der Enkel und der Freunde hat einen sehr viel größeren Effekt, uns seelisch im Wortsinne zu berühren. So wie Geschenk und Zufall uns faszinieren, so verhält es sich auch mit Einsatz und Belohnung. Bleibt diese zu lange aus, lässt unser Interesse an der Sache nach. Die Folge ist, dass wir verzagen, also betrübt sind, oder, eine andere Bedeutung des Wortes: wir fürchten uns und werden ängstlich. Immer dann also, wenn die positiven Lebensimpulse ausbleiben, reagiert unser Gehirn – unsere Seele? – mit einer gewissen Verwirrung und Ängstlichkeit.

Es gibt Menschen, die sich nach einem Schockerlebnis nie wieder erholen, wir nennen das Trauma. Die Erfahrung einer nicht aufzubrechenden Einsamkeit stelle ich mir auch traumatisch vor: die erschütternde Erkenntnis, ganz allein auf mich selbst geworfen zu sein. Mit Depression hat das nichts zu tun, vielmehr mit Lebensangst – wie lange halte ich mich selbst in dieser Hilflosigkeit noch aus?

Die Wirtschaft hat »die Alten« längst als Markt erkannt, aber leider stets mit einem Produktangebot, das eher mitleidiges Begleiten als lebensaktive Menschen im Fokus hat. Welche Fehleinschätzung!

Viele Menschen leiden im Berufsleben unter Mobbing, auch Schüler. Zuerst wehren sie sich, ist aber der Angreifer übermächtig, vor allem wenn er als Gruppe auftritt, dann setzt eine Fluchtbewegung als selbstverständlich instinktiver Impuls ein – gefolgt von Angst, Angst vor erneuten Angriffen. Die Folgen sind dann der soziale Rückzug, Lebensverweigerung und irgendwann eine Desorientierung, welchen lohnenden Platz im Leben es überhaupt noch geben kann. Desorientierung und Depression gehen dann eine verhängnisvolle Verbindung ein – nicht zwingend, aber eben doch häufig. Wann die Schwelle im Rahmen eines solchen seelischen Erlebens zur Depression überschritten wird und warum, wissen wir nicht. Wir wissen aber, dass es den Weg heraus aus der Verzweiflung und dem Dunkel des Lebens gibt. Worte allein sind oft nicht eindrucksvoll genug, um einen Menschen zurück ins Leben zu holen. Frühere Enttäuschungen wirken wie ein Radiergummi bei guten Worten, unser Gehirn bilanziert dann lieber die schlechten Erfahrungen, der gerade positiv erlebte Zuspruch wird nicht wirklich ernst genommen. Medikamente können den Radiergummieffekt vorübergehend ausschalten. Warum also nutzen wir ihn nicht?

Ich kann jeden verstehen, der im Alter einsam, irgendwann lebensmüde wird und die Welt zu fliehen sucht. Das Leben heute gehorcht anderen Gesetzen als denen zur Zeit des Cicero und ein gutes Leben bis ans Ende ist nicht unbedingt eine Frage des Charakters. Wer so urteilt, hat die heutige Welt nicht verstanden oder er blendet sie zynisch und egoistisch aus. Nur: Wer einmal in ein mürrisches Fahrwasser geraten ist, wird seinen Kurs nicht mehr ändern können. Da stimme ich Cicero zu.

Wenn der Mensch wirklich ein soziales Wesen ist – was mir zunehmend zweifelhafter erscheint –, dann sollte er sich im ureigenen Interesse auch einem sozialen Leben verpflichtet fühlen, was in der Wortbedeutung nichts anderes heißt, als gesellig zu sein. Gesellig? Ja, gesellig. Es würde uns allen guttun. Nur dann begreift auch der Egozentriker irgendwann, wie tödlich Einsamkeit sein kann. Und wir hätten das, wonach wir uns doch alle so sehr sehnen: eine bessere Welt.

Die elektronische Therapie? Längst überfällig!

Seit einigen Jahren beschäftigt mich die Frage, was dem Patienten helfen könnte, nicht nur von der *Face-to-Face*-Therapie zu profitieren, sondern auch selbst in dem immer als zu lang empfundenen Intervall zwischen den Sitzungen etwas für sich tun. In meinem Buch »Was aus der Depression hilft«, hatte ich 2009 für den Anhang einen Tagesplan konzipiert, der ähnlich wie bei einem Gebetsstundenbuch, seit dem 13. Jahrhundert bestens erprobt, dem Leser damals feste Zeiten für religiös-rituelle Handlungen vorgibt, um dem Tag des Gläubigen in seiner Religiosität sowohl Struktur als auch Halt zu geben. Ich bedaure sehr, dass sich der Mensch in unserer westlichen Welt immer mehr von einst ganz selbstverständlichen Ritualen entfernt, seien es nun religiöse oder gesellschaftliche. Zu viel Freiheit in der Auswahl der unzähligen Möglichkeiten macht das Leben ja nicht unbedingt einfacher.

Das von mir verfasste Stundenbuch war in Vormittag,

Nachmittag und Abend eingeteilt. Es beginnt morgens mit einem vom Leser selbst bestimmten Zeitpunkt des Aufstehens und der dann zu verrichtenden Tätigkeiten. Ein ähnlicher Ablauf ist für den Nachmittag und Abend vorgesehen. Jeweils am Abend des Vortages werden die Tätigkeiten mit Uhrzeit eingetragen, die er sich für den nächsten Tag vorgenommen hat. Es ist ein kleines Hilfsmittel, das im Einhalten seine Selbstverpflichtung unterstützen kann. Am Ende seines erlebten Tages überprüft der Benutzer noch einmal selbst, ob er alle Vorhaben, die er gern angehen wollte, auch umgesetzt hat. Diese Selbstprüfung zeigt ihm an, wie sich die Stimmung über den Tag hin im Vergleich zu den vorangegangenen geändert hat, ob sie stabil bleibt oder absinkt, wann welche Aktivitäten nicht geschafft wurden und wann andere, die schier unüberwindbar schienen, dann doch bewältigt werden konnten.

Ich halte diese tägliche Unterstützung während des Therapieprozesses für unerlässlich. Ich hatte die Idee damals dem Chefarzt einer psychiatrischen Universitätsklinik vorgeschlagen mit der Bitte, doch einmal einen Testlauf mit 50 Patienten zu starten. Meine Hypothese war, dass der Gedanke eines Stundenbuches den Nutzern zusätzlich helfen könnte, über den Tag zu kommen. Die Therapeuten wiederum würden an den eingetragenen Erlebnissen feststellen können, wie es dem Patienten nachweislich wann und zu welcher Stunde gut oder auch nicht gut geht – und wenn es nur ein Gesprächsimpuls war. Gerade in der Depression täuscht uns das Gedächtnis und wir geben nur das als Auskunft ab, was uns gerade noch einfällt. Vieles an Eindrücken aber geht über den Tag verloren. Hier sollte das Stundenbuch auch dazu beitragen, wie ein Fahrtenschreiber verlässlichere Daten zu liefern.

Nach 14 Tagen – ich hatte mindestens vier Wochen für den Test eingeplant – bekam ich die von mir im DIN-A4-Format vorbereiteten Stundenbücher zurück – unausgefüllt. Die Erklärung war, dass man sich im universitären Kollegenkreis gegen das Vorhaben entschieden habe, weil eine solche zusätzliche Aufgabe den Patienten nicht zuzumuten sei.

Damals hatte ich noch den vermeintlich hehren Zielen von Psychiatrieprofessoren, also Ärzten, und der Wissenschaft vertraut, und war daher sehr enttäuscht, dass meine Idee nicht aufgegriffen worden war. Ein Jahr später erfuhr ich von einem ärztlichen Mitarbeiter, der gekündigt hatte, dass der Herr Professor den Test nicht wollte, weil er selbst die Idee als Grundlage für ein internetgestütztes Therapieprogramm in der Forschung nutzen wollte. Bis heute ist an dieser Universität in Sachen Computereinsatz für therapeutische Zwecke nichts geschehen. Auch andere Universitäten haben inzwischen in löblicher Eigeninitiative diese so naheliegende Idee aufgegriffen, sind aber nach zwei Jahren noch immer nicht in der Lage, ein Programm vorzulegen, das für die Patienten hilfreich wäre. Der Grund liegt zum einen in der unglaublichen Schwerfälligkeit des universitären Apparates, zum andern aber in der strikten Weigerung der Therapeutenzunft – Psychiater und Psychologen gleichermaßen –, auch nur eine Handbreit des eigenen beruflichen Terrains abgeben zu wollen. Ich halte diese Haltung für unverantwortlich, weil nur ein Bruchteil der Patienten, die dringend einer Behandlung bedürfen, meist mehrere Monate auf einen Therapieplatz warten müssen. Jede Form der Überbrückung und der zeitlichen Entlastung der Theraputen könnte ein Gewinn für beide Seiten sein.

Diese Starrsinnigkeit wird den Therapeuten nur einen kleinen zeitlichen Aufschub gewähren, die internetgestützte

Psychotherapie ist nicht aufzuhalten. Wenn sich Menschen inzwischen in vielen westlichen Ländern schon ein virtuelles Haustier halten, gegen einen virtuellen Gegner Schach spielen und vor allem über das Skypen ein Telefonat von Angesicht zu Angesicht in alle Welt führen, dann ist der Schritt zum Austausch mit dem Therapeuten am Computer auf der einen und der interaktiven Therapie am Bildschirm auf der anderen Seite nur die logische Konsequenz.

So, wie die Apotheker lange dagegen gekämpft haben, dass in Deutschland Arzneimittel an ihnen vorbei über das Internet vertrieben werden dürfen – am Ende vergeblich –, so wehren sich auch die Therapeuten massiv gegen neue Therapieformen, die es schon bald im Internet geben wird. Wer gibt schon gern sein berufliches Monopol mit all den damit verbundenen Privilegien auf? Aber diese Haltung ist kurzsichtig.

Der Kampf gegen die Einführung des Internets in die Psychotherapie wird an allen Fronten geführt. Es werden ethische Ansprüche angeführt, rechtliche, gesellschaftliche, ökonomische, berufsständische und viele mehr, als gelte es, sich gegen eine feindlich inszenierte Sintflut gegen das gesamte therapeutische System in Deutschland zu wappnen.

Es ist den Menschen immer gelungen, das Recht zu umgehen, wenn es sich um lässliche Sünden handelt, die zwar rechtlich Vergehen sind, in der öffentlichen Einschätzung aber einen gewissen Interpretationsspielraum zulassen: Die Jugendlichen, die sich älter geben, um Zutritt zu Lokalen, Zigaretten und Alkohol zu bekommen, die Schwarzarbeit, ohne die manche Volkswirtschaften schon lange zusammengebrochen wären, oder die Schönheitschirurgie, die aus einem lebensgegerbten 70-jährigen einen in der Physiognomie gestrafften Endfünfziger macht. Kleine Tricks, um sich jeweils einen situativen Vorteil zu verschaffen. Selbst die Prohibition hat es nicht geschafft, die Nachschubwege für Alkohol zu unterbinden, so wenig wie es die Polizei heute schafft, wirklich wirksam etwas gegen die Drogenmafia zu unternehmen.

Nun hat aber eine neue Therapieform über das Internet nichts mit kriminellen Handlungen zu tun, sondern ist allein ein intelligentes Ausschöpfen therapeutisch revolutionärer Möglichkeiten. So, wie sich der Protestantismus nie hätte so schnell ohne die Erfindung des Buchdrucks durchsetzen können, so wird auch das Internet mit rasender Geschwindigkeit eine Alternative zu den althergebrachten therapeutischen Verfahren bieten. Warum? Nicht nur deshalb, weil allein in Deutschland etwa 10 Millionen Menschen an Depressionen leiden und medizinisch vollkommen unterversorgt sind, sondern weil die Betroffenen plötzlich über eine Alternative in der Behandlung verfügen würden. Der Depressive wird selbst über sehr viel differenziertere als den bisher angebotenen Testverfahren feststellen können, ob er therapeutische Hilfe in Anspruch nehmen sollte. Die bisherigen Testverfahren gleichen einer Aalreuse, aus der ein gefangener Fisch nicht wieder zurück in die Freiheit finden kann.

Der an den neuen Verfahren Interessierte kann es dann zuerst einmal mit einer internetgestützten, also anonymen Therapieform versuchen. Die Übergänge von traditioneller und elektronisch erfolgter Therapie werden fließend sein. Das ist für den Betroffenen ein großer Kompetenzgewinn, weil er zumindest bis zu einem gewissen Grade Herr seiner selbst bleibt und nicht langen und entwürdigenden Wartezeiten oder allein einem Therapeuten ausgeliefert ist, der zufällig gerade einen Therapieplatz anbietet.

Der wichtigste Vorteil, den ich in dieser neuen Therapieform sehe, ist der Autonomiestatus des Nutzers. Er ist frei von verordneten Terminen, frei von Fahrzeiten und frei von zugeteilten Intervallen, in denen er allein mit sich selbst beschäftigt ist. Er bleibt auch weiterhin, trotz der großen Einschränkungen durch die Depression, Herr seiner selbst. Er bestimmt das Tempo, er bestimmt die Inhalte und die Ziele.

Ich nenne dieses Programm I-Face. Der deutsche Begriff Ich-Gesicht klingt ein wenig holprig, beschreibt aber dasselbe Phänomen: Wenn ich auf selbsttherapeutische Weise mit dem Internet kommuniziere, verliere ich nie das eigene Gesicht, weil ich frei von allen Hemmungen mir selbst begegnen kann. Die Therapieprogramme werden innerhalb kürzester Zeit ähnlich wie ein Schachcomputer über eine »Hirnkapazität« verfügen, die den gesamten Erfahrungsschatz eines einzelnen Therapeuten um ein Vielfaches übersteigt.

I-Face wird aber auch dazu beitragen, dass jeder, der mit dem gesundheitlichen Problem der Depression zu tun hat, wieder in der Lage ist, Verantwortung für sich selbst zu übernehmen und nicht immer nur am Tropf der verordneten Therapietermine zu hängen.

Die Behandlungserfolge in Psychiatrie und Psychologie sind im Vergleich zu den großartigen Errungenschaften bei Internisten und Chirurgen in Forschung und Anwendung kümmerlich. Die internetgestützte Therapie wird für einen gewaltigen Erkenntnisschub in der Behandlung von Depressionen sorgen. Ich gestehe freimütig, dass für mich ein Traum in Erfüllung gehen würde, wenn es endlich einen intellektuellen Tsunami in der Psychiatrie gäbe, wenn alles einmal auf den Prüfstand käme und endlich die Vernunft über die Partikularinteressen Einzelner und einer ganzen Zunft siegen würde. Es geht um Millionen Menschen allein in Deutschland. Befreien wir sie endlich von dem Misstrauen, das sie jeden Tag begleitet, befreien wir sie von ihren Schmerzen und billigen wir ihnen als Gesellschaft endlich den Akutstatus ihrer Krankheit zu.

Und wenn Industrie, Forschung und eine psychiatrische Kompetenz frei von Ideologien den Weg frei machen für ganz neue Forschungsansätze zum Krankheitsbild Depression, dann winkt für den Mutigen, der die Fesseln der Zunft als Erster sprengt, vielleicht sogar der Nobelpreis.

Ein solches Szenario ist meine Vision – denn dann war auch meine Depression, die mich 20 Jahre lang in lähmendem Griff hatte, eine gute Erfahrung: Alle, die unter Depressionen leiden, werden es besser haben als ich.

Nachwort: Ein Aufruf!

Wenn wir 1000 Menschen fragen, was ihnen spontan zu dem Wort »Krebs« einfällt, dann wird es nur zwei Antworten geben: Die Krankheit und das Krustentier – und dieses auch als Sternzeichen. Zwei Bedeutungen also, zwei eindeutige. Wenn wir aber 1000 Menschen befragen, was sie mit dem Wort »Depression« verbinden, dann werden es sehr viele, ganz unterschiedliche Bedeutungsinhalte sein: die große wirtschaftliche Depression 1929, die Depression der Wirtschaft vor einigen Jahren im Zusammenhang mit der Bankenkrise, die Depression in Folge am Immobilien- und Schifffahrtsmarkt, die Depression im Kunstgeschehen, im Sport, in der Literatur – jede Form des Niedergangs oder des Abweichens von einem gewohnten Status bezeichnen wir unüberlegt und vorschnell als Depression. Und wenn uns irgendwann zum Begriff »Depression« auch noch die Krankheit einfällt, dann auch dort stets in sehr unscharfer, schwer abzugrenzender Bedeutung. Was heißt schon Winterdepression, wenn sich die Stimmung krankhaft im Oktober oder November verändert und uns lähmt? Als Gegenpol gibt es aber nicht die Frühlingsdepression, obwohl die Krankheit Depression gerade in diesen Monaten als besonders schlimm empfunden wird. Dann gibt es die Wortkombination »depressive Verstimmung«, wobei das Schwergewicht ganz offensichtlich auf Verstimmung liegt, nicht aber auf der Krankheit. Und was meinen wir umgangssprachlich mit »leichter« oder »schwerer Depression«? Auch wenn es zur Abgrenzung hier ein international gültiges Klassifizierungssystem gibt, ist das in der Interpretation allein den Psychiatern vorbehalten und nur für sie, für Ärzte und Psychologen verständlich.

Menschen, die einmal unter Depressionen als Krankheit litten, wissen, wie leichtfertig die Allgemeinheit mit dem Begriff umgeht – bis hin zum Spott. Das tut weh.

Wenn wir einem Menschen, der unter zermürbenden Depressionen leidet, unter kurzen Episoden oder immer wieder unter depressiven Schockerlebnissen, denselben Respekt als Kranken entgegenbringen wollen wie einem Menschen, der unter Krebs leidet, dann müssen wir dem Krankheitsbild Depression eine neue, eine eindeutige sprachliche Identität geben.

Von einem Chefarzt der Psychiatrie erhielt ich nach einem solchen Vorschlag die Antwort: Das werden Sie national nie erreichen und international schon gar nicht. Nun habe ich selten kreative Ärzte erlebt und noch weniger mutige, die auch bereit sind, mit sämtlichen Konventionen zu brechen.

Im Sinne der vielen, vielen Depressionskrankheiten sollten wir uns alle Mühe geben, einen absolut eindeutigen, würdevollen Begriff für das Krankheitsbild Depression zu kreieren. Niemand würde es wagen, einem Krebskranken, der gerade die niederschmetternde Diagnose erhalten hat, mit beschwichtigenden Worten klarmachen zu wollen: Na, das wird schon wieder, das ist doch nur eine schlechte Stimmung des Körpers!

Ich bitte daher sowohl die Fachleute, die ich in diesem Buch ins Visier genommen habe, Vorschläge für einen neuen Krankheitsbegriff zum Geschehen der Depression zu machen, ebenso wie Betroffene und Interessierte. Es muss Mittel und Wege geben, einen solchen Gedanken in die Tat umzusetzen – auch gegen den Widerstand aller möglichen Fachgesellschaften, therapeutischer Schulen und Patriarchen – es sind eben leider keine Frauen dabei!

Ich weiß, dass ein Appell an die Spitzen der Psychiatrie und Psychologie im Nirwana der Eigeninteressen verschwinden würde. Aber es gibt eine junge, engagierte neue Generation von Therapeuten und Wissenschaftlern, von denen ich mir ein Umdenken und Unterstützung bei diesem Vorhaben denken kann.

Das Urheberrecht soll dann demjenigen zufallen, dessen Wortschöpfung sich für das Krankheitsbild Depression sowohl in der Fachwelt als auch unter Patienten durchsetzt. Die Idee kann also sowohl von »oben«, also von den Fachleuten kommen, als auch von »unten« als Patientenwunsch eingefordert werden. Ich erbitte zum Wohl der vielen Depressionskranken sehr ernsthaft um Vorschläge von Begriffen entweder auf Deutsch oder auch auf Englisch und hoffe, dass wir gemeinsam in nicht allzu ferner Zukunft Erfolg haben werden. Die Depression darf nicht länger verbaler Spielball aller möglichen doppeldeutigen Auslegungen sein. Auf diesem Recht bestehe ich.

Holger Reiners
Reiners Stiftung zur Förderung von
Architektur und Wissenschaft
Hamburg, im Juli 2011